「腹ペタ」スープダイエット 作りおきで、かんたん！

晚餐改喝瘦肚湯

2週瘦3.6公斤

白天飲食不變，
晚餐改喝原型食物、提高代謝的「瘦肚湯」，
一個小動作，不知不覺瘦下來！

作者——藤井香江
譯者——蔡麗蓉

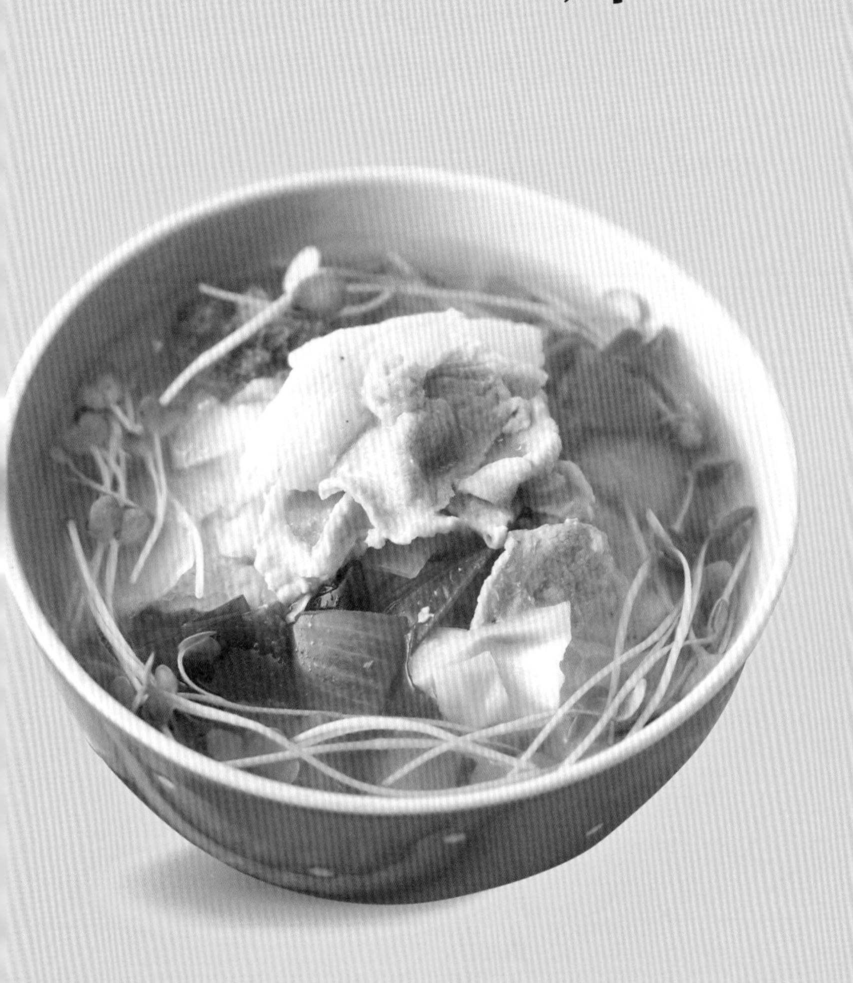

打造一輩子胖不起來的體質

我在距今約20年前，還是個**身高165公分，體重卻有70公斤的胖子，後來我在半年內成功減重20公斤，且長達20年以上一直維持減重後的體重**。2011年，我將這段減肥歷程著作成書，推出《早上喝果汁減肥法》，隔年推出《7天瘦肚子，早上喝果汁搭配晚上喝湯減肥法》。接著在我40歲前後，歷經了第二次生產，儘管我深受現代醫學無法治癒的疾病所苦，如今依舊能保持健康的體魄。就在我分享了我的這段經驗之後，獲得眾多媽媽及讀者熱烈回響，於是才會著手寫下本書。

本書的宗旨，就是要讓大家「**擁有一輩子胖不起來的體質**」。根本的解決之道在於，實現「**每天都能輕鬆下廚**」這個遠大目標。日復一日忙於工作的職業婦女、育兒中的媽媽們、單身生活的男女、年輕夫婦、二個人過日子的老夫老妻，大家都被柴米油鹽的生活追著跑，覺得每天下廚很辛苦，所以才會不知不覺習慣用便利的超 市熟食、超商便當或速食便利包打發一餐，肚子餓了，就買市售點心大吃特吃……。但是，從來沒有人會去思考，「這樣吃對身體好不好」，甚至對這樣的飲食習慣充滿罪惡感。

會變胖的根本原因，就在於這些飲食習慣。**想要提升代謝，只須養成習慣，從飲食中攝取必需營養素，相信你就能盡情地做自己，身心也會變得健康又自在**。

我自己每天都會工作到深夜，還育有二名子女。為了準備三餐給嚴重食物過敏的孩子和丈夫享用，日日夜夜都在鑽研如何料理食物，結果疏忽了自己的飲食，就連愛吃的料理，也開始覺得「準備起來很麻煩」、「下廚做菜很辛苦」。

不過，全靠市售熟食及外食打發三餐，總叫人放心不下，而且也很傷荷包，那時候我與丈夫口角不斷，甚至距離離婚只差一步之遙。當下我終於了解到一點，**每天三餐吃不好，就會令人全身不舒服**，對於自己以及生活也會喪失自信，面對未來更是徨恐不安。

於是我投入好幾年的時間不斷鑽研，「想設計出一套**做的人沒壓力、吃的人又健康的料理**」，終於讓我推出了這本「瘦肚湯」。這本書中的湯品，只須將材料倒入鍋中，煮個30分鐘左右便大功告成，甚至用電子鍋也能煮出一鍋瘦肚湯，倒入調味料再加熱即可，作法真的很簡單，美味又暖心，令人感到幸福。疲累時喝一口，就能滲透全身上下，**讓細胞充滿活力，使身體變得毫無負擔**。自從我決定平日三餐隨便煮，只要吃飯有湯配就好，後來竟自然而然瘦了3公斤，就連丈夫和孩子的過敏現象也穩定下來，生活變得輕鬆又自在。

每天忙個不停的我們，需要的是能夠療癒、調整身心的飲食。**準備三餐不需要勉強自己，輕鬆料理就好**。日日都要保持平常心，不需要時而歡喜時而憂慮。**「瘦肚湯」，能幫你愛護自己，守護親愛的家人，成為你每天輕鬆自在過生活的原動力**。我對這本「瘦肚湯」充滿期許，如能提供大家一臂之力，我將備感榮幸。現在就讓我們一起進入「瘦肚湯」的世界吧！

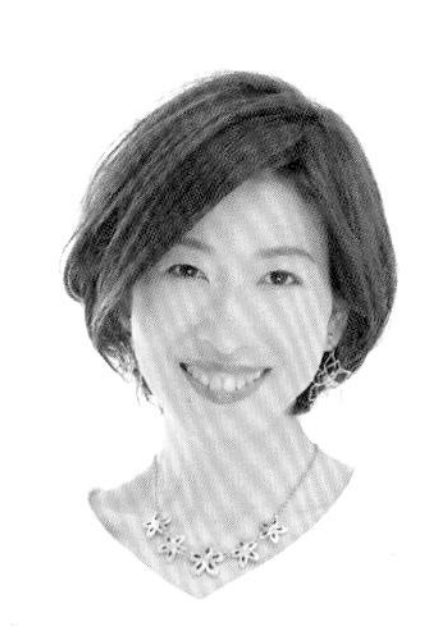

藤井香江

CONTENTS

Part 1
基本款瘦肚湯

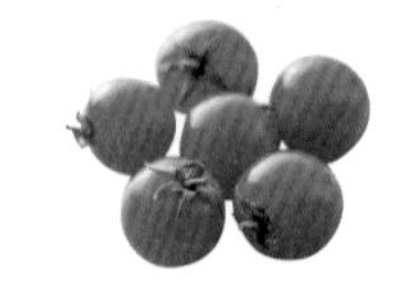

每天都吃不膩，瘦肚湯的七種變化！

不只燃燒脂肪，多加一種食材解決你的「惱人困擾」！

Part 2
瘦肚湯減肥計畫

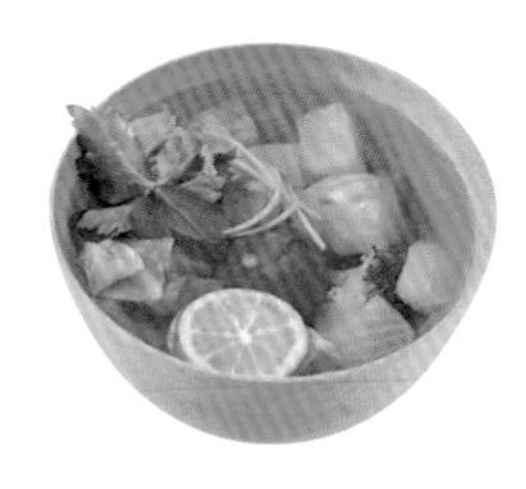

Part 3
對症款瘦肚湯

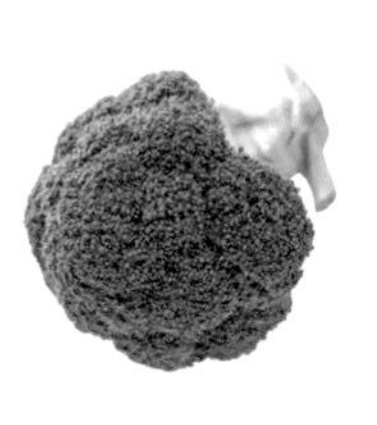

CONTENTS

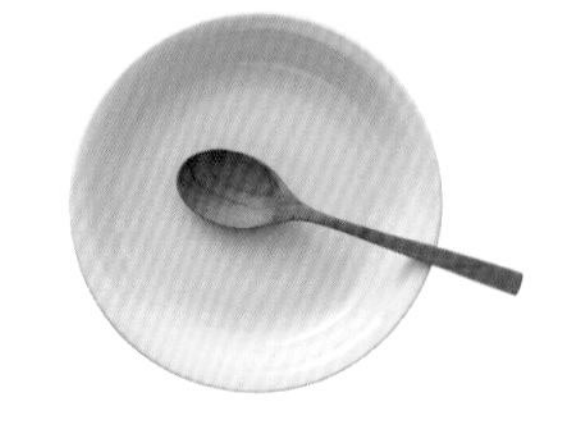

Part 4 美顏款瘦肚湯

本書使用注意事項

- 測量單位為1大匙=15ml、1小匙=5ml、1杯=200ml。
- 微波爐加熱時間以600W火力為準，注意要觀察實際狀態，未煮熟時記得繼續加熱一段時間。
- 材料數量僅供參考。尤其分量會影響風味的食材，會同時標註重量（g）與體積（ml）。重量標示為淨重。
- 本書介紹的減肥案例純屬個人經驗，不適用於治療及改善疾病。

Part 1

瘦肚湯基本款

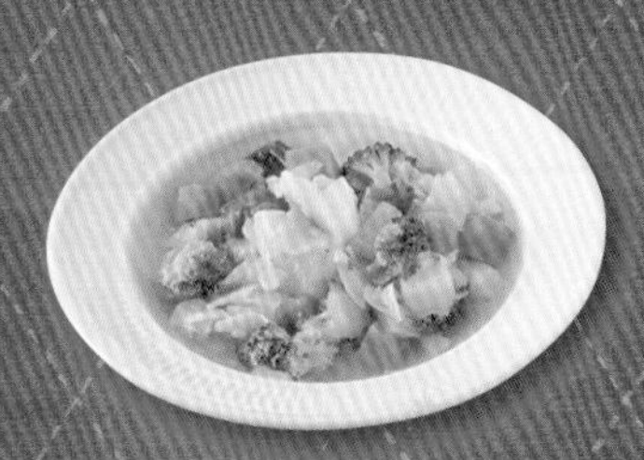

「瘦肚湯」能幫你解決所有的瘦身困擾！

作息不規律，
大半夜還在吃東西，
所以愈來愈胖。

戒不掉
吃點心的習慣。

之前
減肥過好幾次，
卻總是看不出成效。

過了四十歲之後，
代謝變差，
體重逐年增加。

老是吃到變胖
才在後悔。

情緒焦躁，
導致暴飲暴食。

生活忙碌，
沒時間下廚。

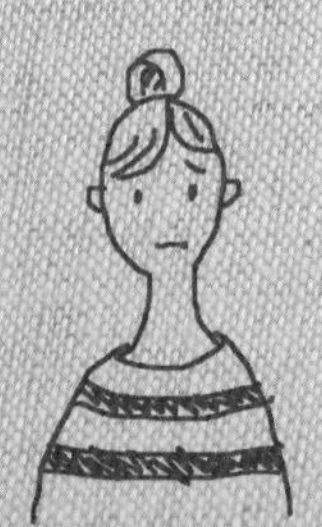

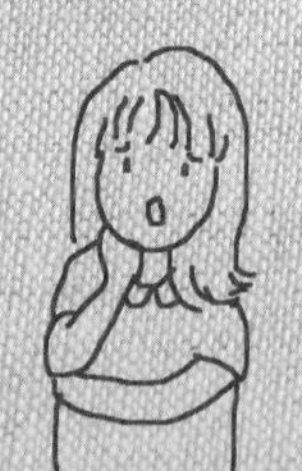

哪怕你用各種方法減肥都失敗，就算你總是一再復胖，
現在每一個人都能輕鬆瘦下來的終極簡易減肥菜單終於來了！
馬上介紹讓你「扭轉人生」的必勝減肥法。

雖然想攝取有益身體的飲食，卻對料理不拿手。
希望不用做運動就能瘦下來。
靠限醣飲食減肥，結果復胖了。
產後身材完全回不來。
十分注重營養均衡，但卻絲毫瘦不下來。
不想只吃八分飽，只想吃到十分飽。
害怕瘦下來後會面容憔悴。

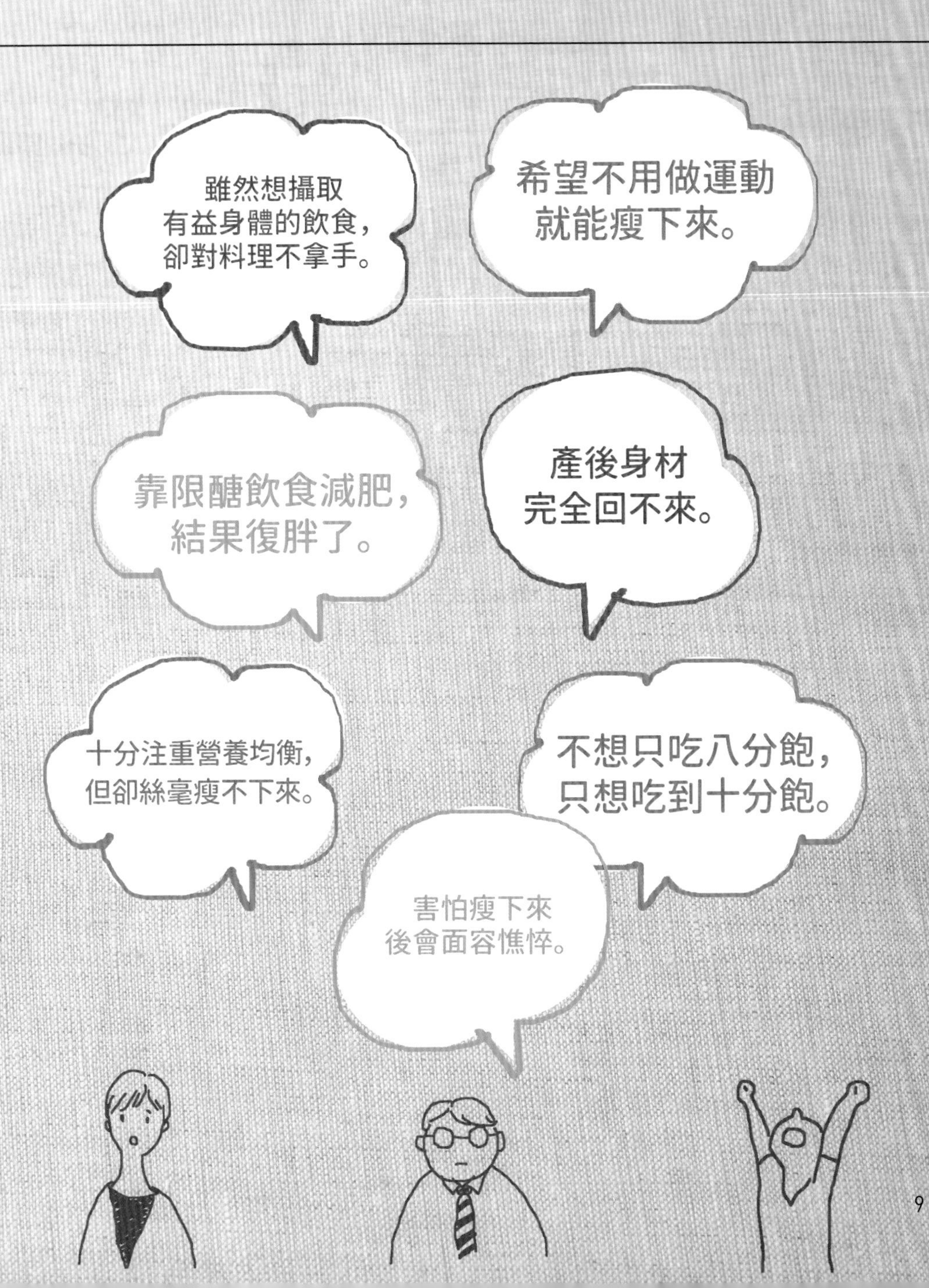

瘦不下來
並非「飲食過量」，
而是「營養失調」

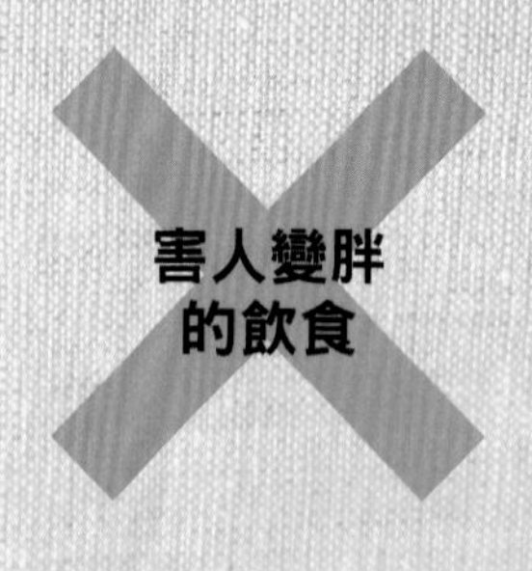

老是吃醣類加脂質的料理，
缺乏能夠提升代謝的營養素！

身材肥胖的人，選擇食物會傾向以碳水化合物為主，便宜又能立即享用的料理。例如義大利麵、牛肉蓋飯、可樂餅這類的超商速食及超市熟食，大多是由醣類或醣類加酯質的組合菜色，蔬菜類少得可憐。因為營養失衡，缺乏能夠提升代謝的營養素，所以才會使人發胖。

番茄義大利麵的熱量及醣類都很高、馬鈴薯沙拉則含有大量碳水化合物，等於是由醣類加脂質所組成。這些料理通通缺乏有助於代謝的營養素、維生素及礦物。

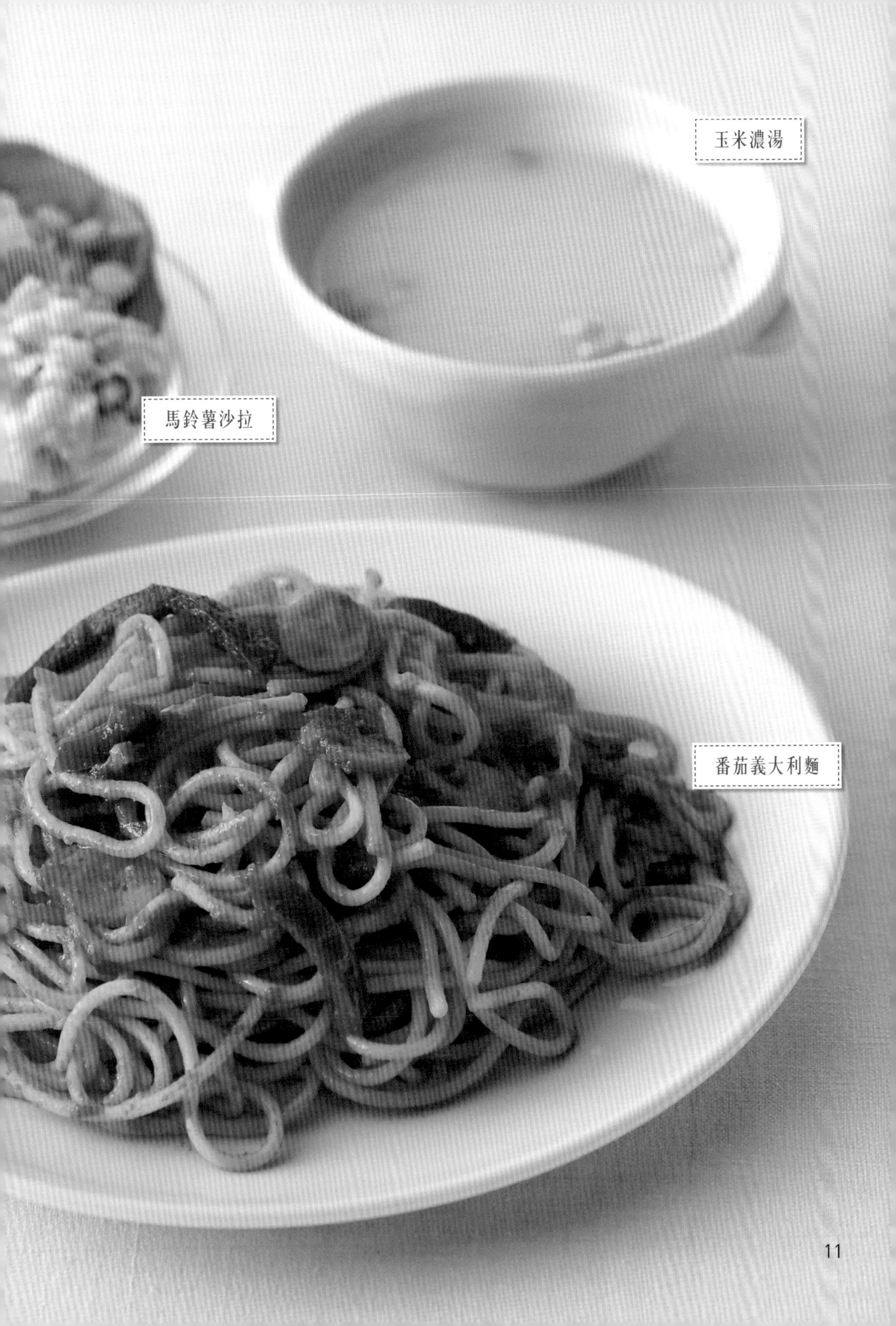
玉米濃湯
馬鈴薯沙拉
番茄義大利麵

讓人變瘦的飲食

能夠幫助代謝，且富含維生素及礦物質

瘦不下來是因為營養失調。「瘦肚湯」攝取到提升代謝的營養素，讓你愈吃愈瘦！而且每天晚餐想喝幾碗「瘦小腹」瘦肚湯都行，分量沒有限制，所以完全不必挨餓。飲食過量或是聚餐喝酒後的隔天，也能靠「瘦小腹」瘦肚湯讓身體排空歸零。

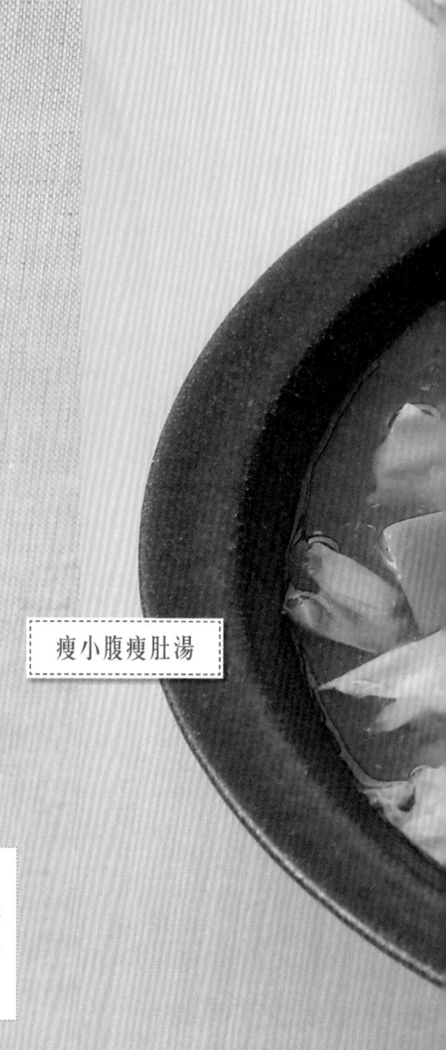

瘦小腹瘦肚湯

脂質及醣類對身體來說不可或缺，但是想要瘦下來，最重要的還是營養要均衡。瘦肚湯富含五彩蔬菜的營養，能讓你輕鬆減去體重，將是你這輩子最強的瘦身幫手。

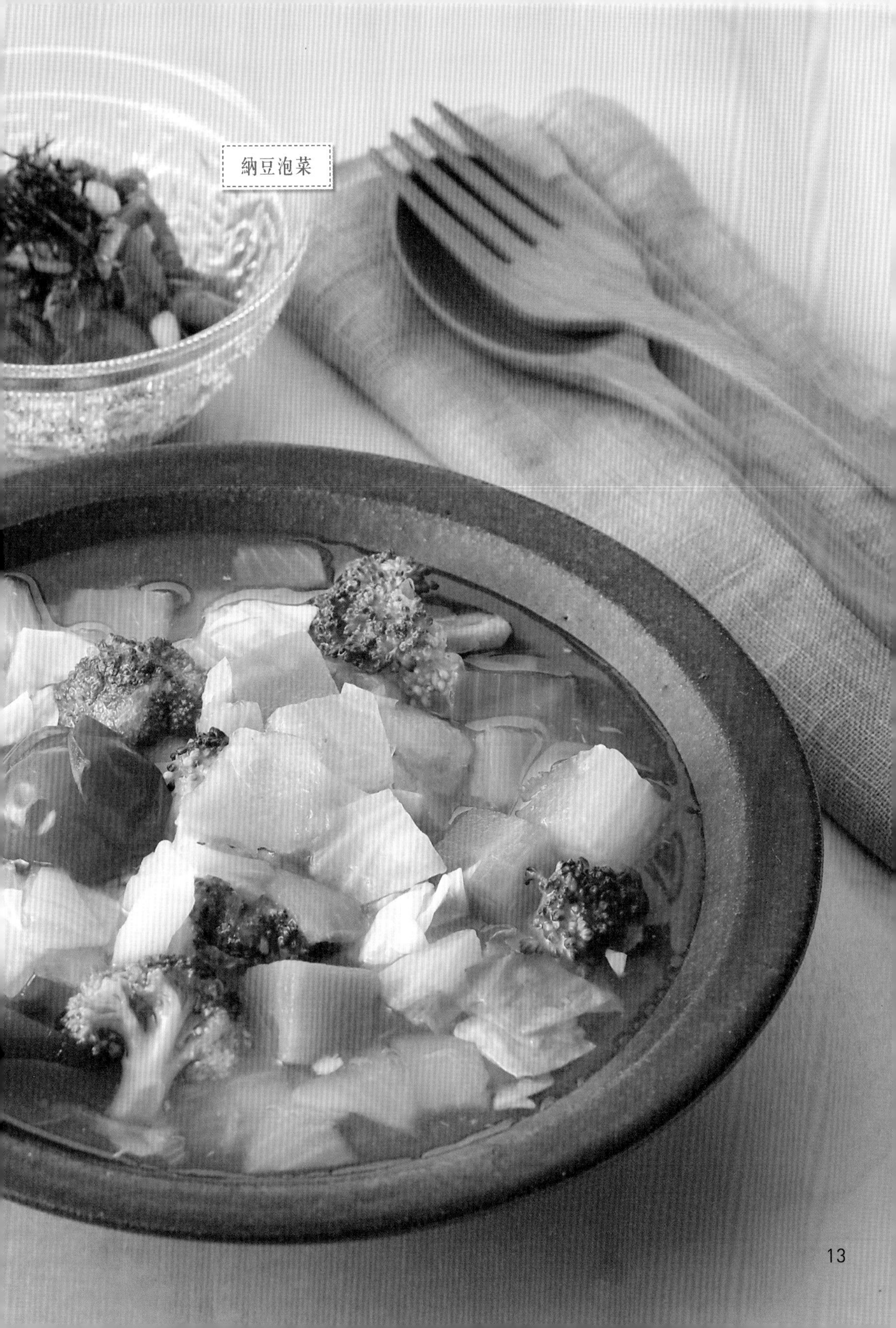
纳豆泡菜

不知不覺瘦下來 瘦肚湯的神奇力量

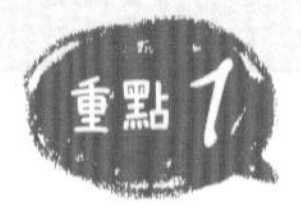

讓人變瘦的營養素

維生素B群能燃燒卡路里，
蔬菜的抗氧化力可擊退肥胖！

維生素B群能幫助燃燒體內卡路里，抗氧化物質可預防代謝下降，身體缺乏這二種營養素，無論你如何限醣，終究還是無法健康瘦下來。

會使人發胖的原因，首先是因為卡路里攝取過量，其二是缺乏能讓人變瘦的營養素，以致於體內卡路里過多，食物無法順利轉換成能量及體溫，所以才會瘦不下來。

將有助於代謝醣類的維生素B1，還有促進脂質代謝的維生素B2等營養素融入湯中，能完整攝取到不耐熱的營養素，達到一日攝取量！五顏六色的蔬菜具有抗氧化物質，能預防老化及肥胖，堪稱使人常保年輕、擁有美麗窈窕身材的最佳幫手。

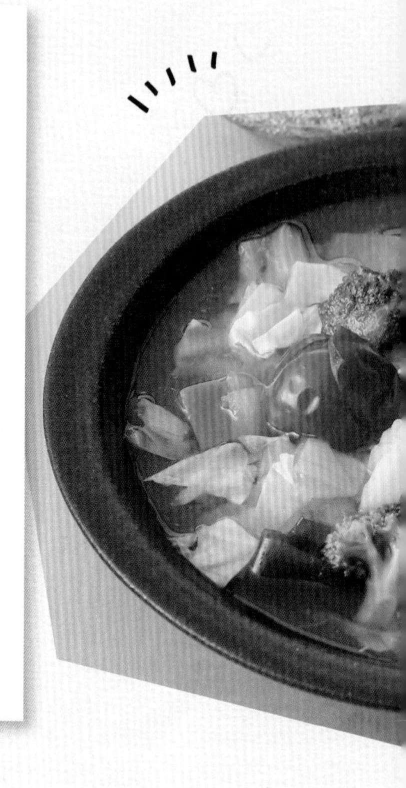

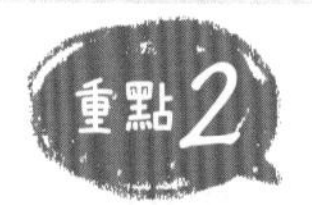

膳食纖維

具有徹底去除老廢物質的排毒效果

豐富的膳食物纖維可排除腸道毒素及老廢物質，還能解除便祕。而且抑制血糖上升避免發胖，以及包覆多餘脂肪加以排出的力量也是備受矚目！甚至還會滯留在肚子裡，因此能防止因空腹造成的過食現象。

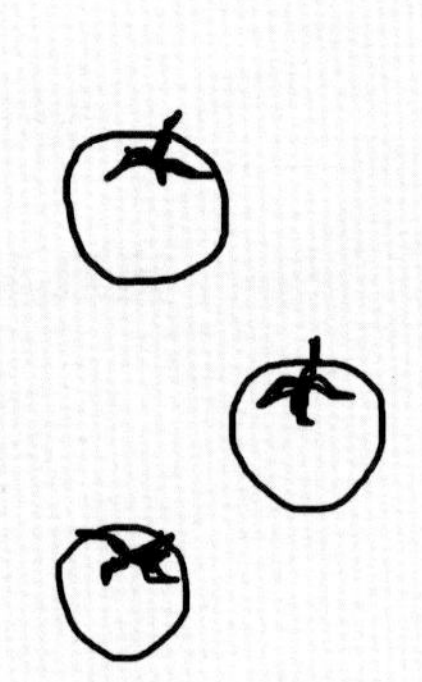

愈吃讓人愈美愈瘦，且不再復胖，還適用於各個年齡層、體質及不同性別！蘊藏神奇力量的瘦肚湯，現在馬上為大家介紹它為什麼有效，以及會出現哪些成效！

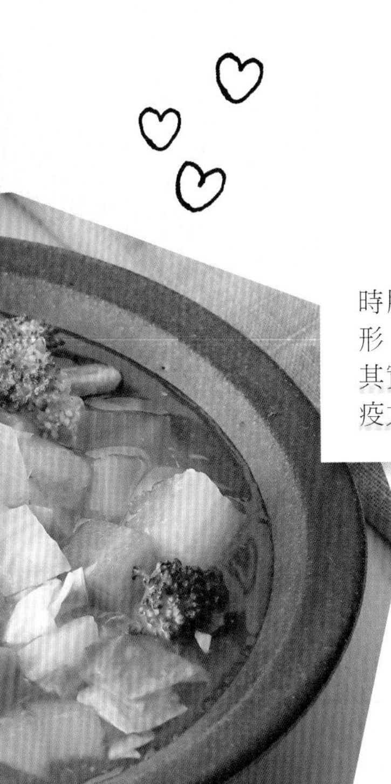

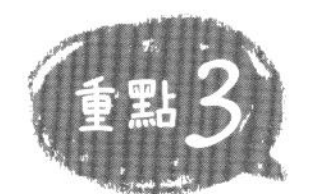

溫熱腸道

提升免疫力、代謝力！

隨著年齡增長，每次吃些冰涼食物就會腹脹，有時肚子還會咕嚕咕嚕響，發生腹瀉或身體不適的情形。減重時吃生菜雖然能看出不錯的效果，但是腸道其實偏好「溫熱食物」。所以只要腸道能夠保溫，免疫力及代謝就會提升，也會使人容易瘦下來。

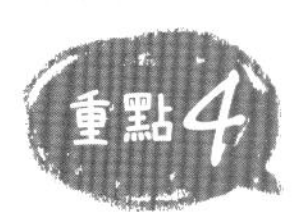

作法簡單

加熱就能上菜

將蔬菜切好倒入鍋中，加熱三十分鐘左右，就能煮出一鍋瘦肚湯。可冷藏保存五天，冷凍保存三個禮拜，所以平時就能做起來冰存，哪天累到不想下廚時，正好能派上用場，而且吃再多也不會胖！

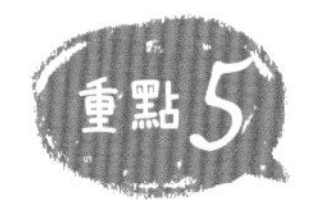

美味又好吃！

瘦肚湯讓人欲罷不能且「喝多少都行」，愈喝愈是停不下來

瘦肚湯美味好吃，還能自由變化。不僅能隨意調味或追加食材，適合作為兒童餐或老人餐，堪稱「家用」萬能湯。

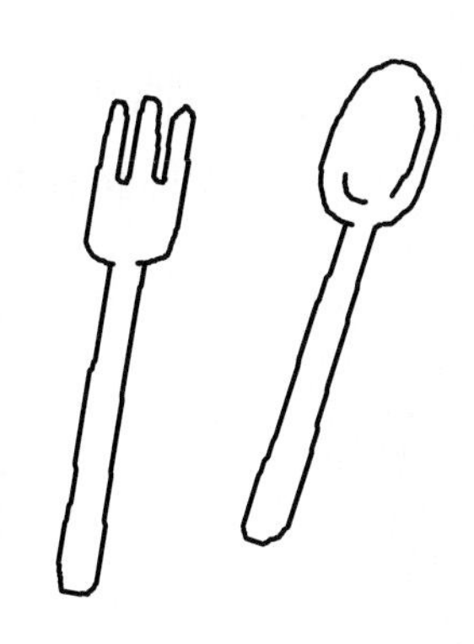

瘦肚湯的基本原則

原則 1

晚餐改喝瘦肚湯

晚餐靠瘦肚湯解決，不過基本上晚餐須在睡前三小時吃完。也建議採取限醣飲食，並在晚上六點至八點攝取蛋白質。深夜請喝些能提升睡眠品質的熱牛奶或清湯，避免造成腸胃的負擔。

原則 2

先喝湯，再吃東西

瘦肚湯想喝幾碗都行！最好每次喝二碗以上，喝愈多，愈能發揮瘦身效果。只要能夠滿足口腹之欲，就不會因為空腹導致暴飲暴食，也能消除焦躁不安的情緒。當肚子有點餓，想吃點心時，先喝一碗湯再決定要不要吃東西，只要身體能獲得充足營養，就能降低想吃甜食的欲望。

單靠喝湯，讓「瘦身力」發揮極限！

✓ 確實吃飽

瘦不下來的原因之一，就是缺乏讓人變瘦的營養素。每天晚上喝一碗以上的「瘦小腹」瘦肚湯，確實喝到飽，瘦身的效果才會愈好。吃得少卻瘦不下來的人，就是因為缺乏營養素，無法將食物轉換成體溫及能量的關係。

✓ 大量燃燒脂肪

瘦肚湯內含多種燃燒脂肪最佳蔬菜，因此吃愈多，脂肪燃燒效果愈好。能讓身體暖呼呼，解除虛寒現象。哪怕是四十至六十歲代謝容易下降的年齡層，也能自然變美又變瘦。

✓ 排除體內多餘物質

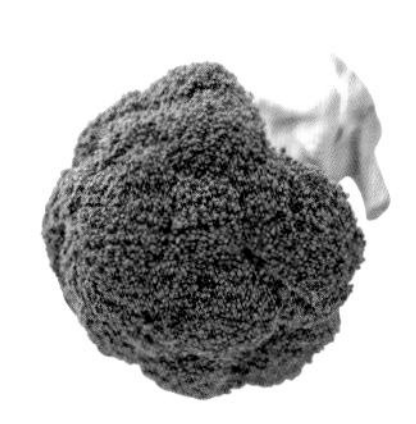

將腸道毒素及老廢物質等，身體不需要的垃圾全部排乾淨，讓代謝變好！藉由水溶性食物纖維，與非水溶性食物纖維的雙重力量，將體內多餘物質一掃而空。改善便祕，打造易瘦體質。

動手熬製瘦肚湯的湯底！

豐富營養，製作湯底的6大最佳食材

使用一年到頭都能便宜買到的湯底原料，才能持之以恆！
蘊藏瘦身魔力的最佳食材，馬上就來介紹給大家！

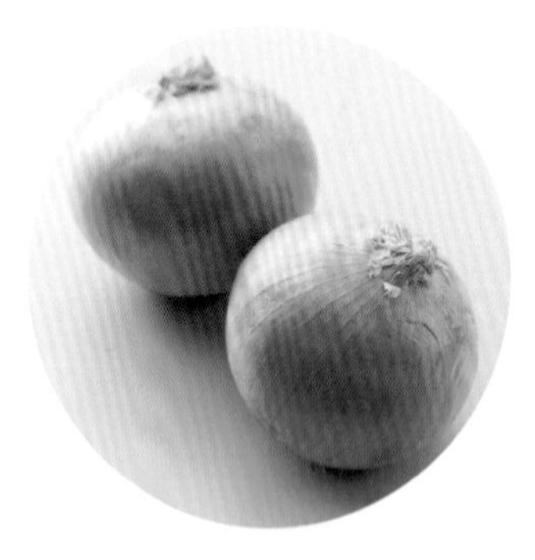

紅蘿蔔

含有大量提升免疫力的β-胡蘿蔔素。可促進皮膚新陳代謝，防止肌膚老化。還能改善眼睛疲勞，更具有抗老化功效。

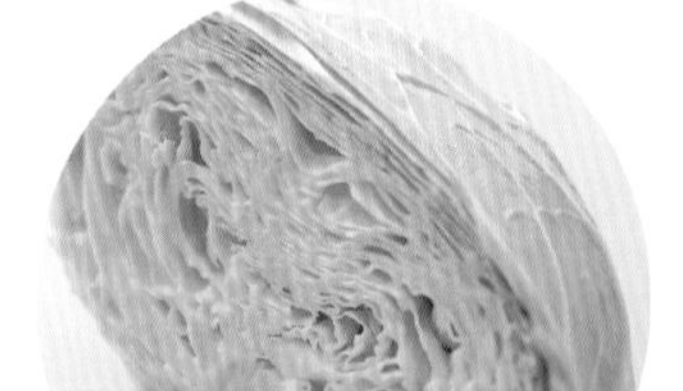

洋蔥

藉由具抗氧化力的植化素，可促進新陳代謝。辣味成分的二烯丙基二硫，則能清澈血液，還能降低血糖值。

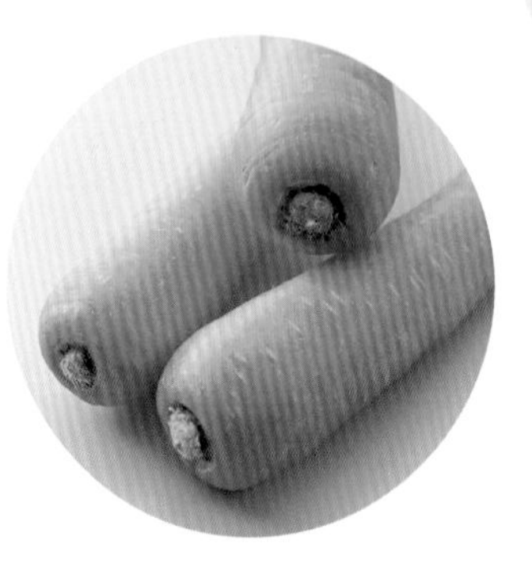

高麗菜

富含可強健胃黏膜的維生素U，有助於胃潰瘍等疾病的復原。還含有製造血液的維生素葉酸及美化肌膚的維生素C。

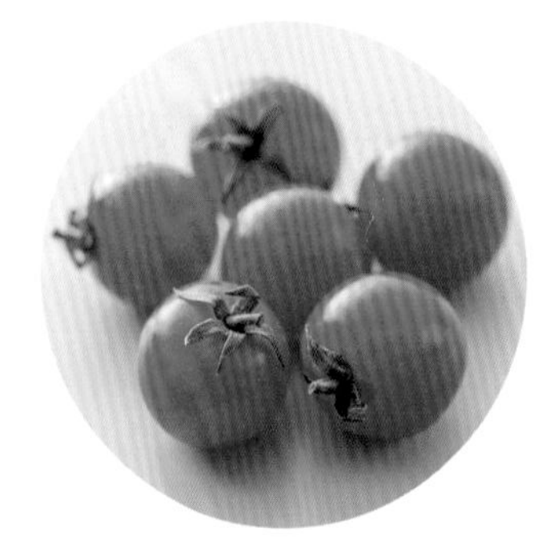

青花菜

內含200以上的植化素，在蔬菜中名列第一。可活化能對抗有害物質的酵素。對於宿醉也能發揮不錯的效果。

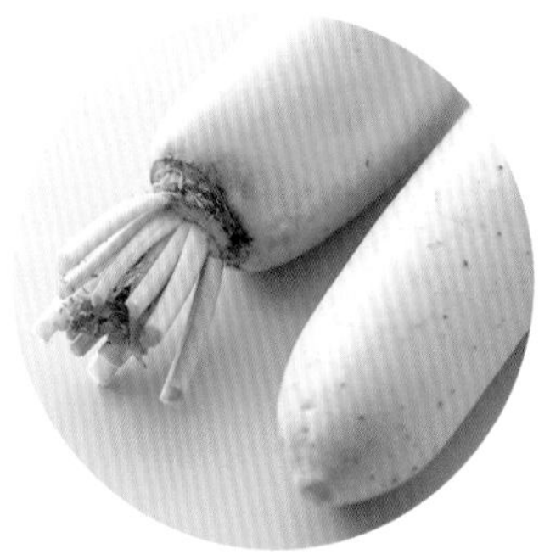

小番茄

番茄的茄紅素可抑制活性氧，避免導致斑點的黑生素生成，對美容方面助益頗大。還含有大量維生素及礦物質。

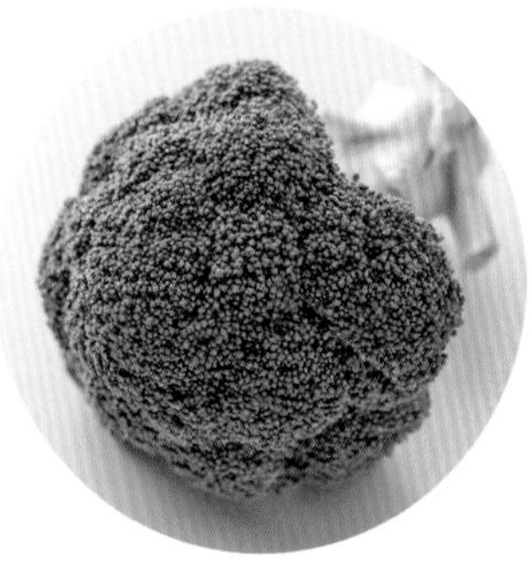

白蘿蔔

富含增加糞便體積，可促進腸道蠕動的非水溶性食物纖維。也十分推薦大家攝取濃縮白蘿蔔營養的蘿蔔乾。

一同入湯，效果加倍

＋生薑

可促進血液循環，改善虛寒現象。還能活化新陳代謝，燃燒脂肪、改善排便及整腸健胃。

＋天然鹽

富含礦物質的岩鹽、海鹽等天然鹽。可調整全身礦物質維持平衡。

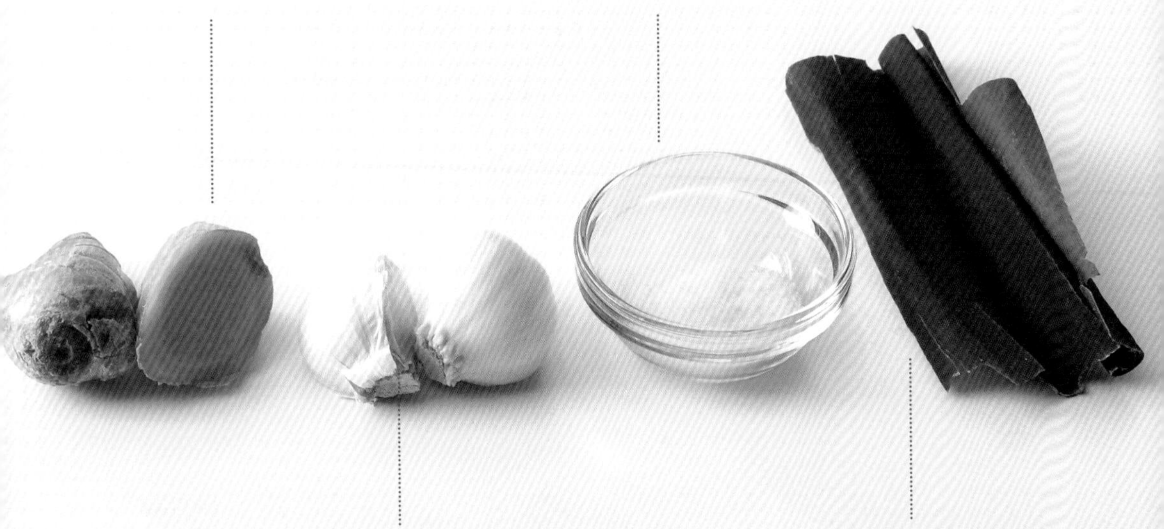

＋蒜頭

嗆味成分大蒜素可促進代謝，強化免疫力。對於回復疲勞也能發揮不錯的效果。

＋昆布（海藻類）

昆布含有豐富的礦物質和食物纖維。可提高基礎代謝的碘，則能有效強化免疫力。

瘦肚湯湯底的製作方法

材料（五份）

洋蔥	2顆（大的）
紅蘿蔔	1條（大的）
高麗菜	1/4顆
白蘿蔔	1/4條
青花菜	1個
小番茄	5～8顆
蒜頭	1瓣
生薑	1小塊
昆布（6cm）	2片
水	150ml
鹽	1/2小匙

※不愛吃蒜頭的人可省略不用。使用軟管包裝蒜泥、薑泥時，蒜頭需要1小匙（2～3cm），生薑需要1大匙（4～5cm）。

也十分推薦使用在水中泡發的蘿蔔乾1袋（30g）來取代白蘿蔔。

上述分量無法一次裝進鍋裡時，請分二次熬製湯底。

如果想保持青花菜的鮮豔色澤，請於熄火前三分鐘再加入步驟2的鍋中。

水溶性維生素B群並不耐熱，加熱後食材體積會縮小，雖然維生素多少會流失一些，還是能大量食用。

作法

1 切一切

將蔬菜全部切成大塊。

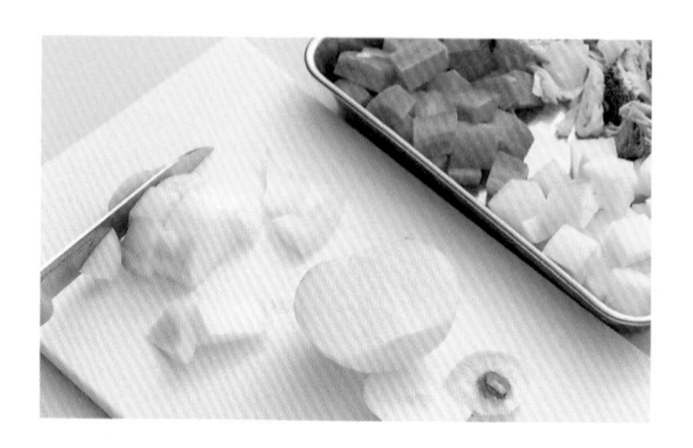

2 煮一煮

將步驟1的蔬菜、小番茄、昆布及水倒入鍋子，再將鹽撒在所有食材上。蓋緊鍋蓋後以中火加熱，待湯汁沸騰後轉小火煮約三十分鐘。注意昆布要先泡水。

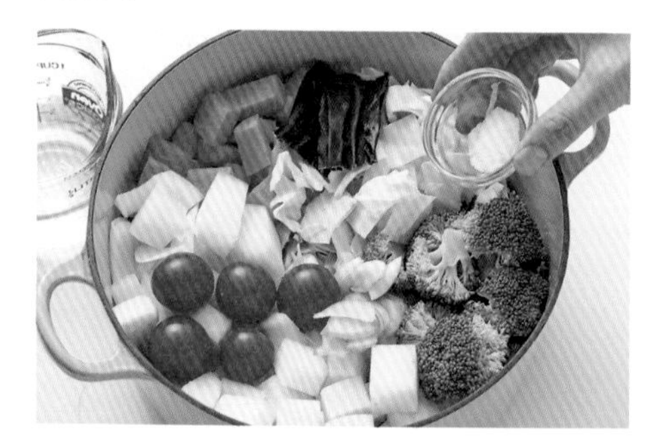

六大最佳蔬菜，只需要切一切再煮一煮，
深藏蔬菜營養魔力的神奇瘦肚湯就大功告成了！冰存起來也OK！
低卡又能隨意變化的美味瘦肚湯，保證你怎麼吃都吃不膩。

3 完成

熄火，直接悶煮約十分鐘就完成了。

＼完成／

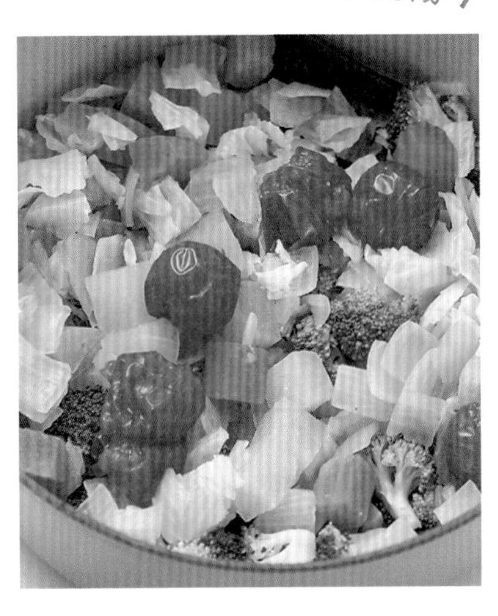

聰明小妙方

用電子鍋來煮，按下按鍵就能輕鬆完成！

❶ 將蔬菜全部切成大塊。

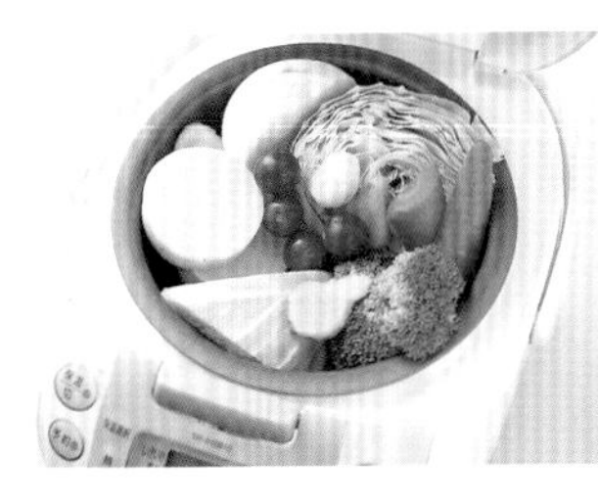

❷ 將除了鹽以外的材料全部倒入電子鍋中，再撒入鹽，接著以「白米」模式煮。昆布須放在底層。電子鍋容納不下時，可分二次煮，或是將青花菜、高麗菜及小番茄另外用微波爐等器具加熱至軟為止。

從電子鍋取出，放涼後再切成適中大小即可。

保存方法

將食材稍微放涼，昆布切成適口大小，倒入保存容器中，再冰在冷藏庫保存。如要冷凍時，請分成一餐的分量裝進密封袋中冷凍，想吃時再放到冷藏庫自然解凍，或是用微波爐加熱五分鐘左右再繼續烹調。

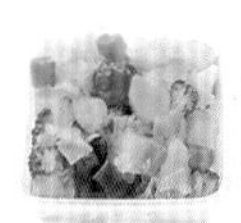

可保存五天

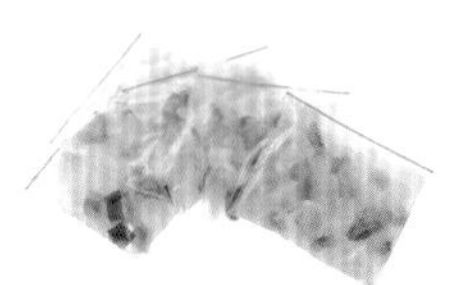

可保存三週

微波爐
加熱即可！

每天都吃不膩！瘦肚湯的七種變化！

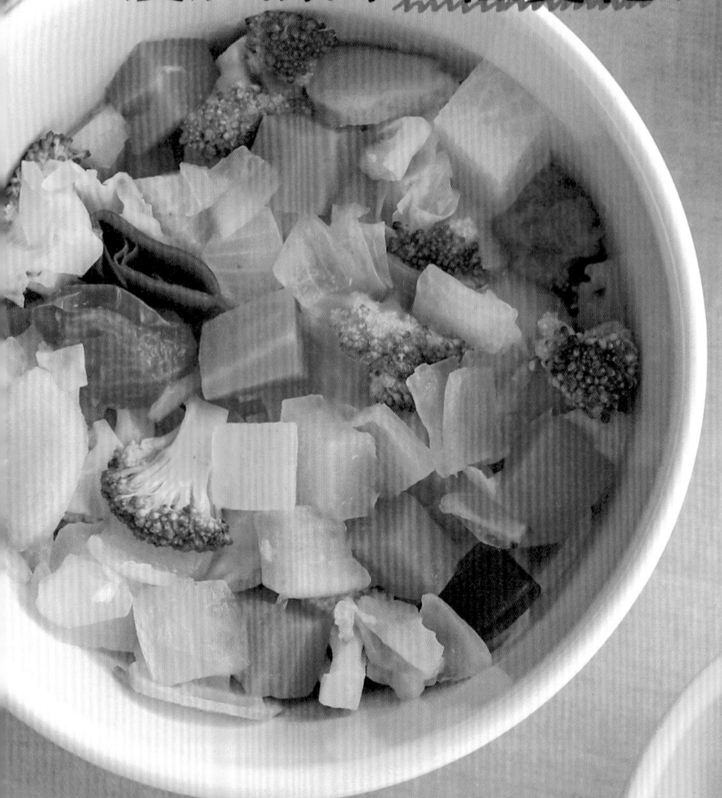

只須「加入些許」個人偏好的調味料，就能品嚐到不同風味的「瘦小腹」瘦肚湯。不但好喝，還能藉由添加的調味料自由變化風味，而且用鍋子加熱也沒問題！

瘦肚湯能讓人輕鬆地一直喝下去，所以減肥成功的人才會一個接一個。現在就來為大家介紹，「瘦肚湯」效果顯著的嚴選料理。

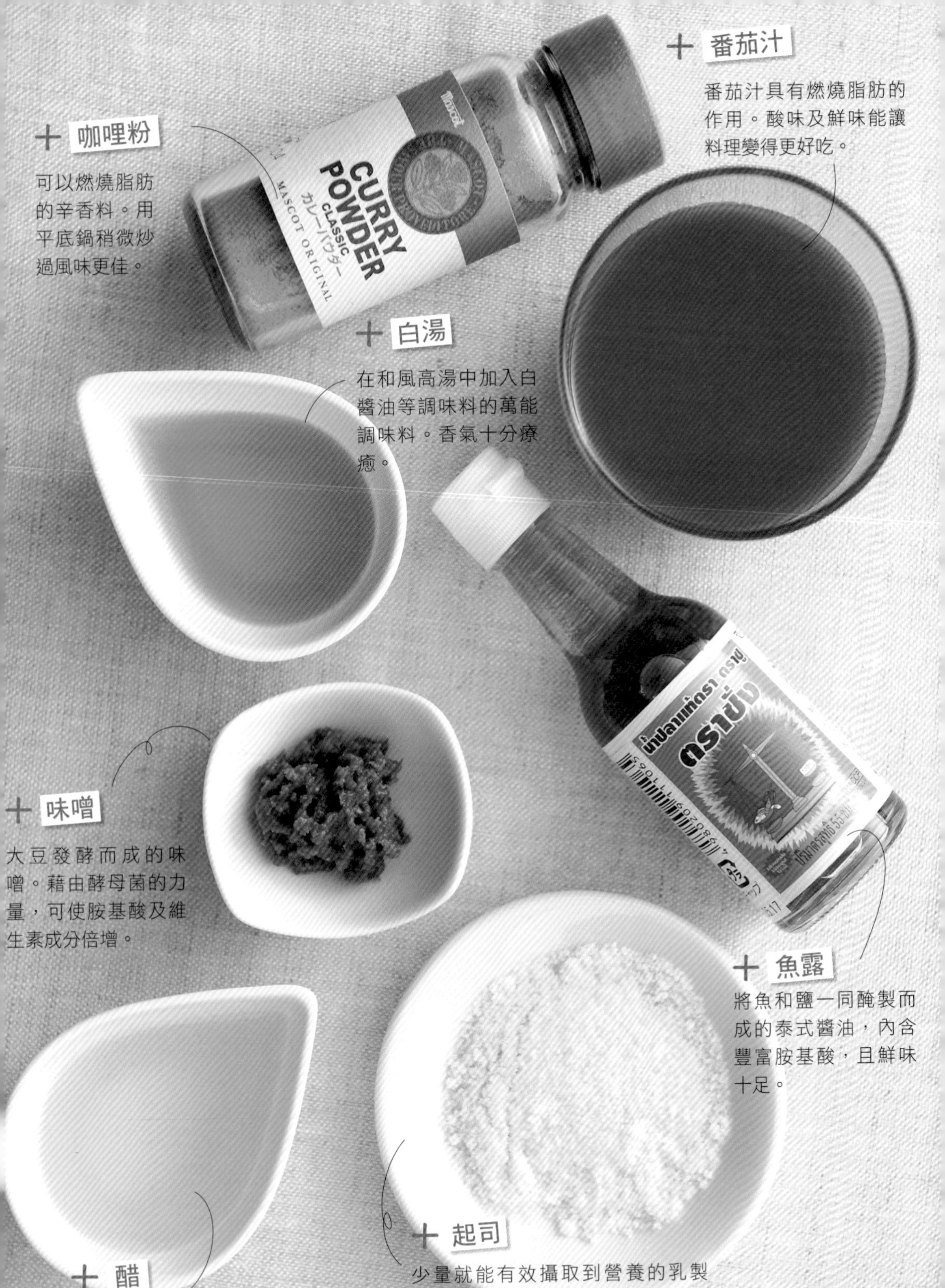
十 番茄汁
番茄汁具有燃燒脂肪的作用。酸味及鮮味能讓料理變得更好吃。
十 咖哩粉
可以燃燒脂肪的辛香料。用平底鍋稍微炒過風味更佳。
CURRY POWDER
CLASSIC
カレーパウダー
MASCOT ORIGINAL
十 白湯
在和風高湯中加入白醬油等調味料的萬能調味料。香氣十分療癒。
十 味噌
大豆發酵而成的味噌。藉由酵母菌的力量，可使胺基酸及維生素成分倍增。
十 魚露
將魚和鹽一同醃製而成的泰式醬油，內含豐富胺基酸，且鮮味十足。
十 起司
少量就能有效攝取到營養的乳製品，可增添濃醇度、香氣及鮮味。
十 醋
醋的檸檬酸能降低血糖，還具有舒緩疲勞以及提高代謝的作用。

SOUP no.1

標準款瘦肚湯

在湯底加入調味料後溫熱即可

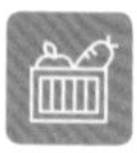

材料（一碗）

- 洋蔥 …… 2顆（大的）
- 瘦肚湯湯底 …… 1杯
- 高湯粉（雞高湯或高湯粉等等） …… 1/2～1小匙
- 水 …… 150ml

作法

將所有材料倒入耐熱容器中，輕輕包上保鮮膜後，以微波爐加熱約二分三十秒，再攪拌均勻。

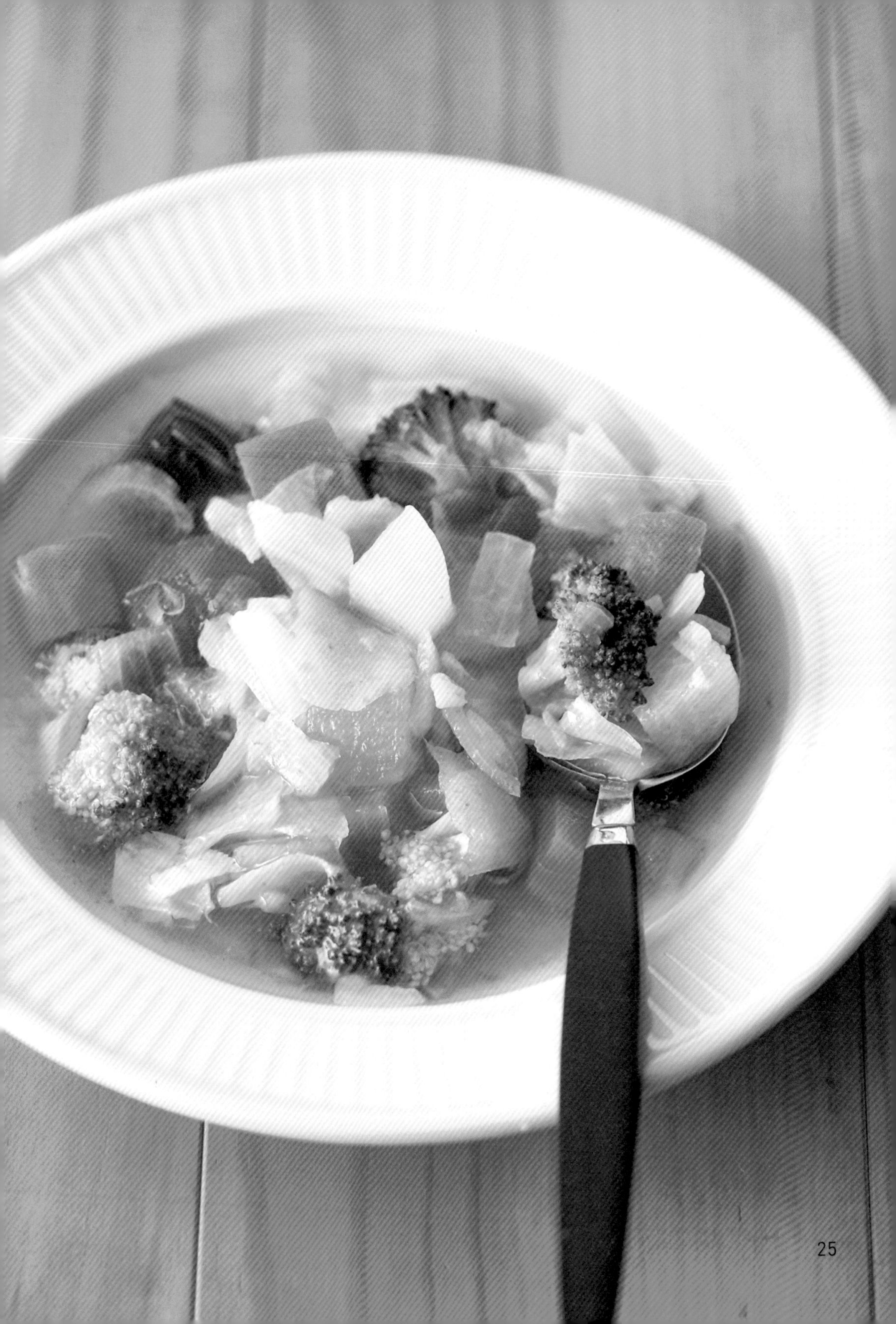

料多多味噌湯

味噌內含好菌，可調整腸道平衡

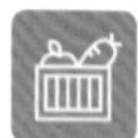

材料（一碗）

- 洋蔥……2顆（大的）
- 瘦肚湯湯底……1杯
- 味噌……1/2大匙
- 和風高湯粉……1/4小匙
- 水……150ml
- 青蔥……適量（切碎）

作法

1. 將青蔥以外的材料倒入耐熱容器中，輕輕包上保鮮膜後，以微波爐加熱約二分三十秒，再攪拌均勻。
2. 將步驟1的材料盛入碗中，並依個人喜好加入青蔥。

外加辛香料 更能進一步促進代謝！

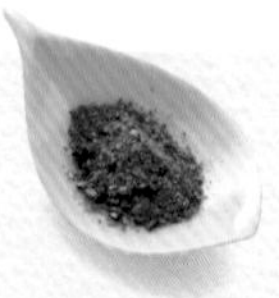

七味唐辛子

唐辛子的辣椒素也具有促進脂肪燃燒，及熱量代謝的效果。

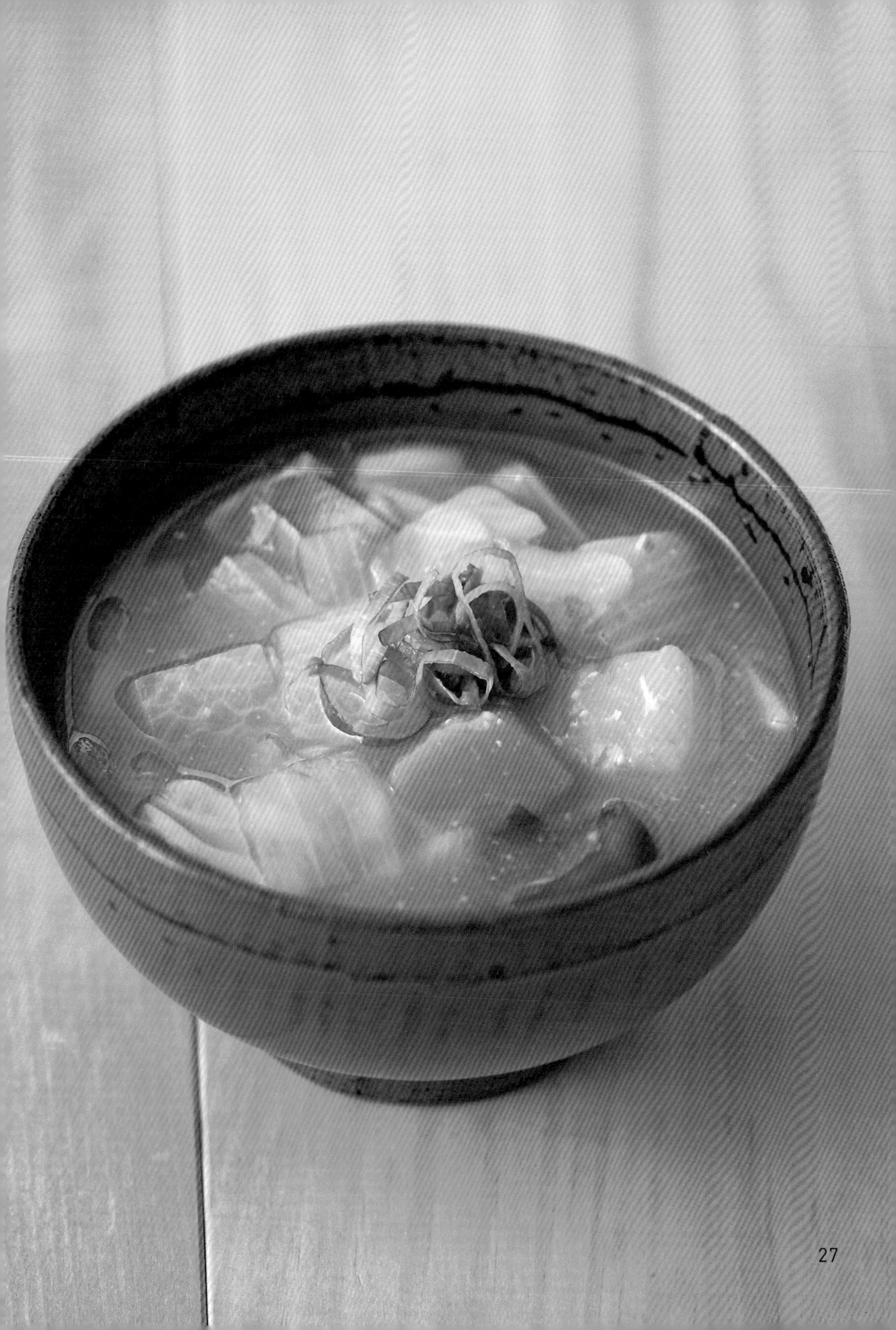

SOUP no.3

清湯佐鴨兒芹

幫助疲累的腸胃消化吸收

材料（一碗）

- 瘦肚湯湯底……1杯
- 白湯……1小匙
- 水……150ml
- 鴨兒芹、酢橘……各適量

作法

1. 將鴨兒芹和酢橘以外的材料倒入耐熱容器中，輕輕包上保鮮膜後，以微波爐加熱約二分三十秒，再攪拌均勻。
2. 將步驟1的材料盛入碗中，再加入鴨兒芹與切成薄片的酢橘。

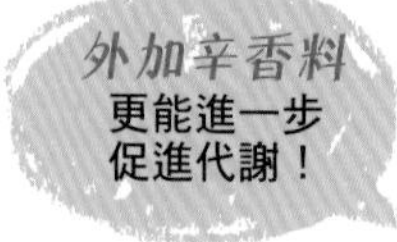

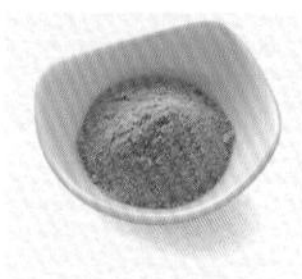

薑粉

生薑醇能促進血液循環，使身體溫熱起來，抗氧化效果也十分可期。

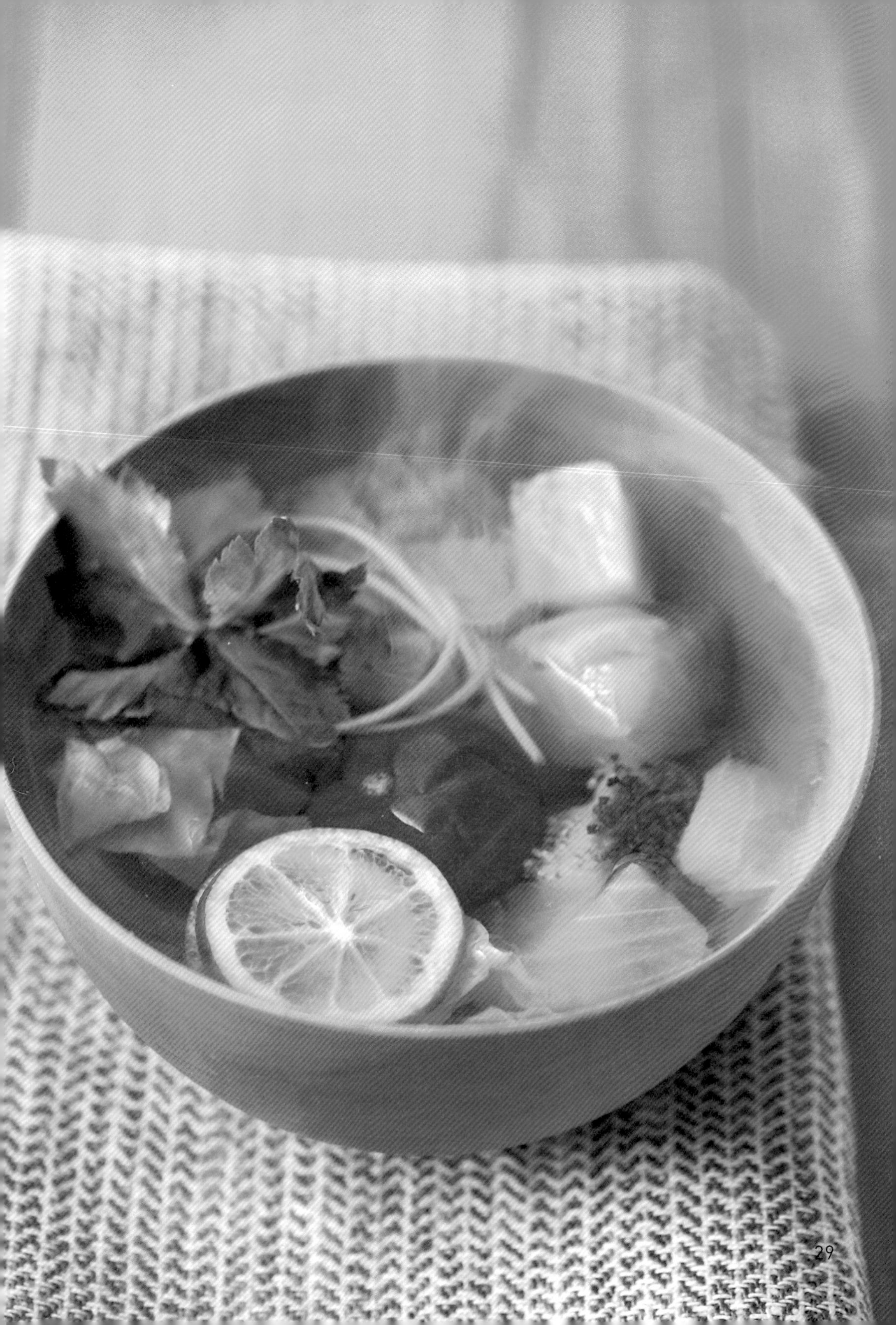

SOUP no.4

激辣酸辣湯

靠酸味成分的檸檬酸提升代謝！

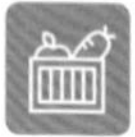

材料（一碗）

- 瘦肚湯湯底⋯⋯1杯
- 雞高湯粉⋯⋯1小匙
- 醬油、醋⋯⋯各1小匙
- 水⋯⋯150ml
- 韭菜、紅辣椒絲、辣油⋯⋯各適量

作法

1. 將紅辣椒絲和辣油以外的材料倒入耐熱容器中，輕輕包上保鮮膜後，以微波爐加熱約二分三十秒，再攪拌均勻。
2. 在步驟1的材料中加入紅辣椒絲和辣油。

外加辛香料
更能進一步促進代謝！

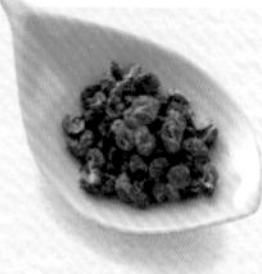

花椒（四川山椒）
此材料原形或粉狀皆可，具有刺激辛辣的口感、保溫效果，還有助於排出體內毒素及老廢物質。

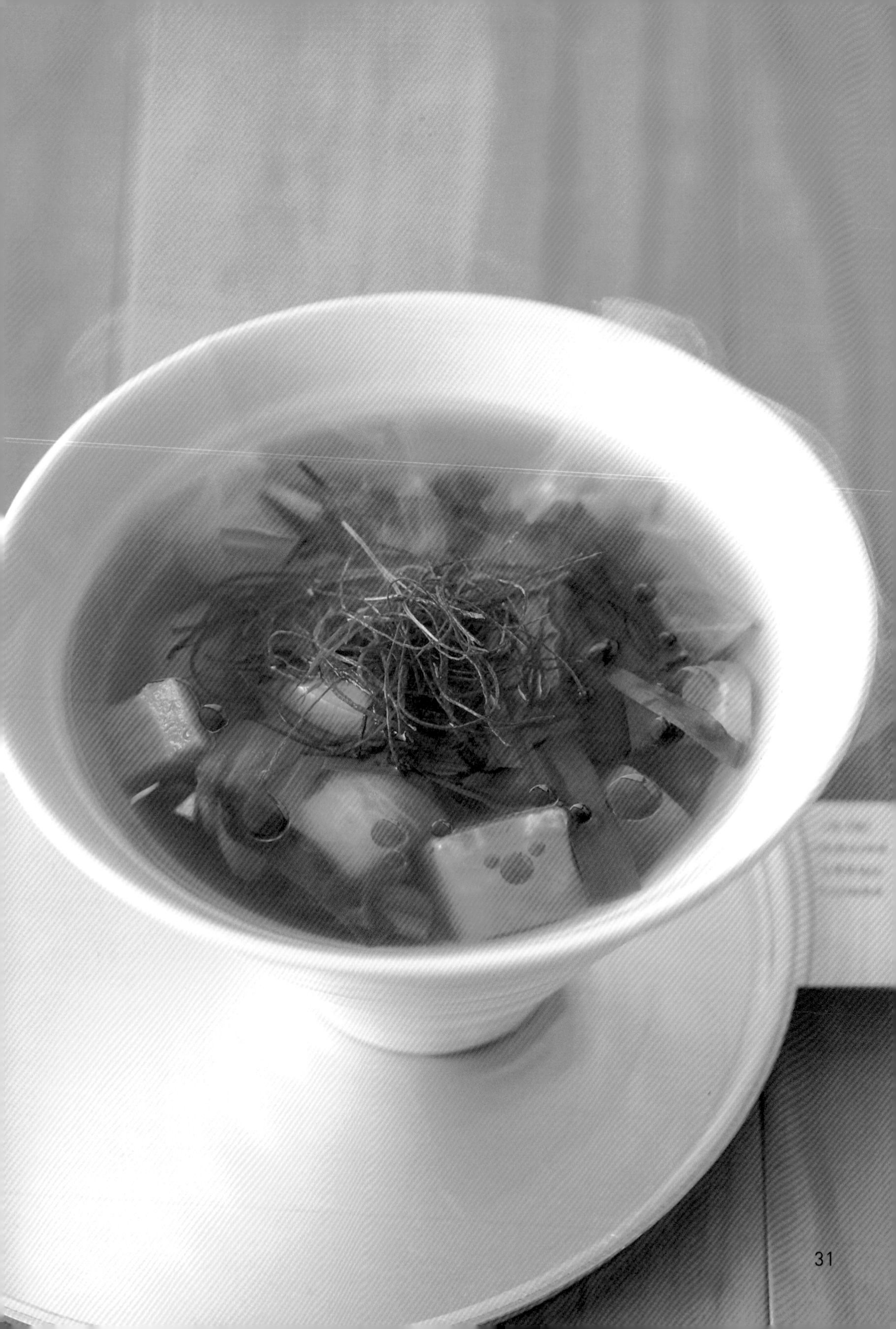

香醇起司牛奶湯

利用乳製品的鈣質強化骨骼

材料（一碗）

- 瘦肚湯湯底……1杯
- 高湯粉……1小匙
- 牛奶……1大匙（成分無調整的豆漿亦可）
- 水……150ml
- 起司粉……1大匙、適量

作法

1. 將起司粉以外的材料倒入耐熱容器中，輕輕包上保鮮膜後，以微波爐加熱約二分三十秒，再攪拌均勻。
2. 在步驟1的材料中加入起司粉後攪拌均勻。並依個人喜好，多加一些起司粉進去。

外加辛香料
更能進一步
促進代謝！

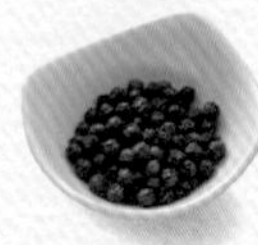

黑胡椒粒

此材料原形或粉狀皆可，藉由刺激的辛香料，使身體溫熱起來改善虛寒，燃燒脂肪。

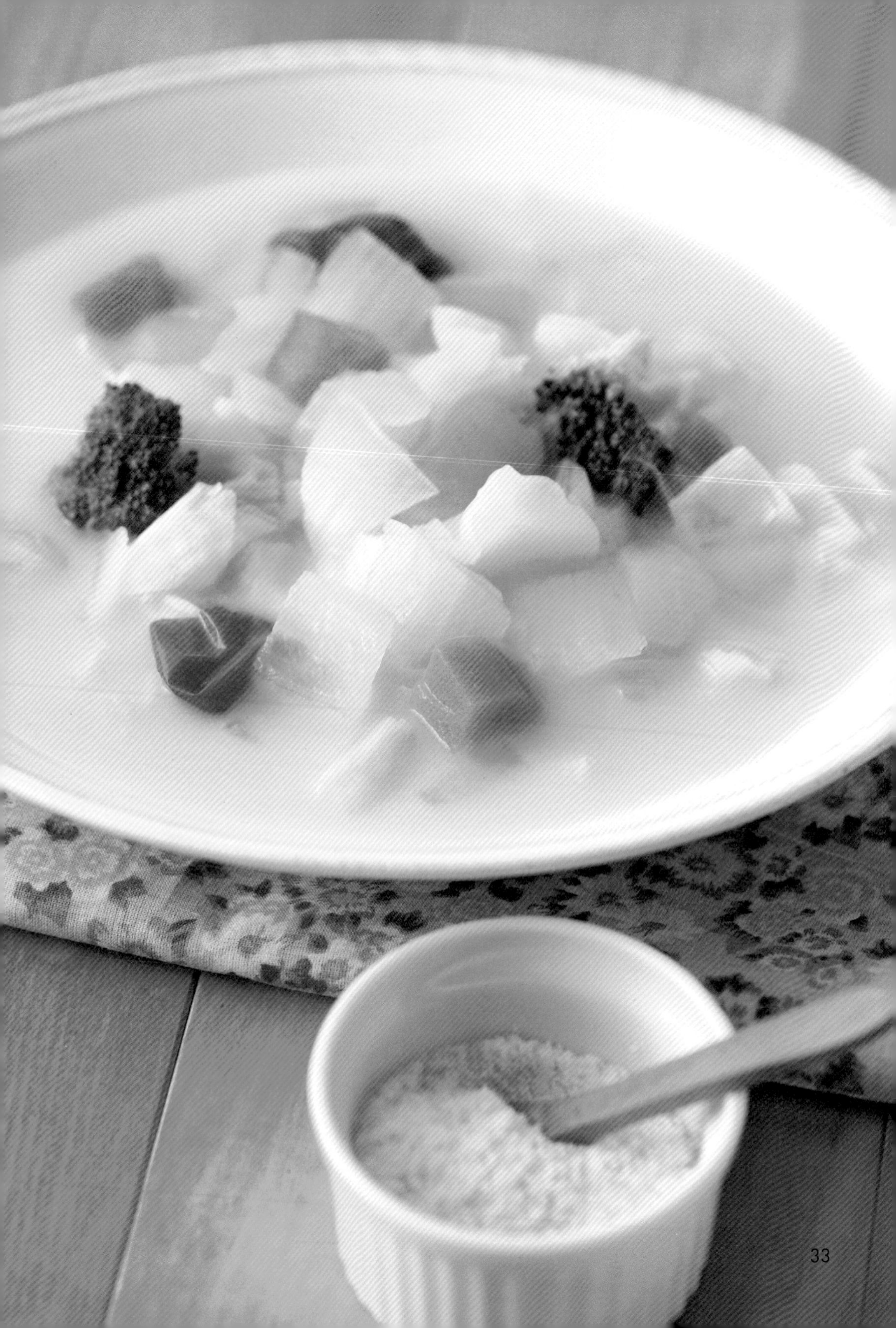

義式番茄湯

番茄紅素具卓越抗氧化力，讓肌膚更美麗

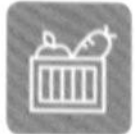

材料（一碗）

- 瘦肚湯湯底 ………… 1杯
- 無鹽番茄汁 ………… 50ml
- 水 ………… 100ml
- 橄欖油、高湯粉 ………… 各1小匙
- 蒜泥 ………… 少許
- 羅勒 ………… 1片

作法

1. 將橄欖油和羅勒以外的材料倒入耐熱容器中，輕輕包上保鮮膜後，以微波爐加熱約二分三十秒，再攪拌均勻。
2. 在步驟1的材料中加入橄欖油和羅勒。

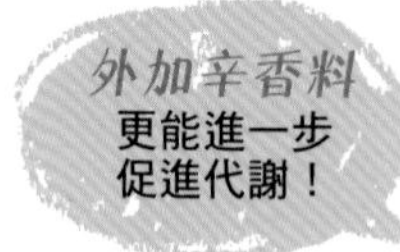

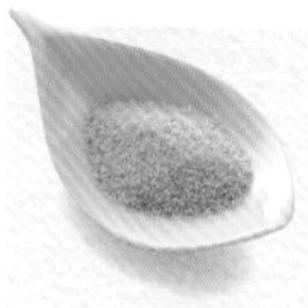

大蒜粉

可促進免疫力及新陳代謝，是個能提升維生素B群吸收率的萬能食材。

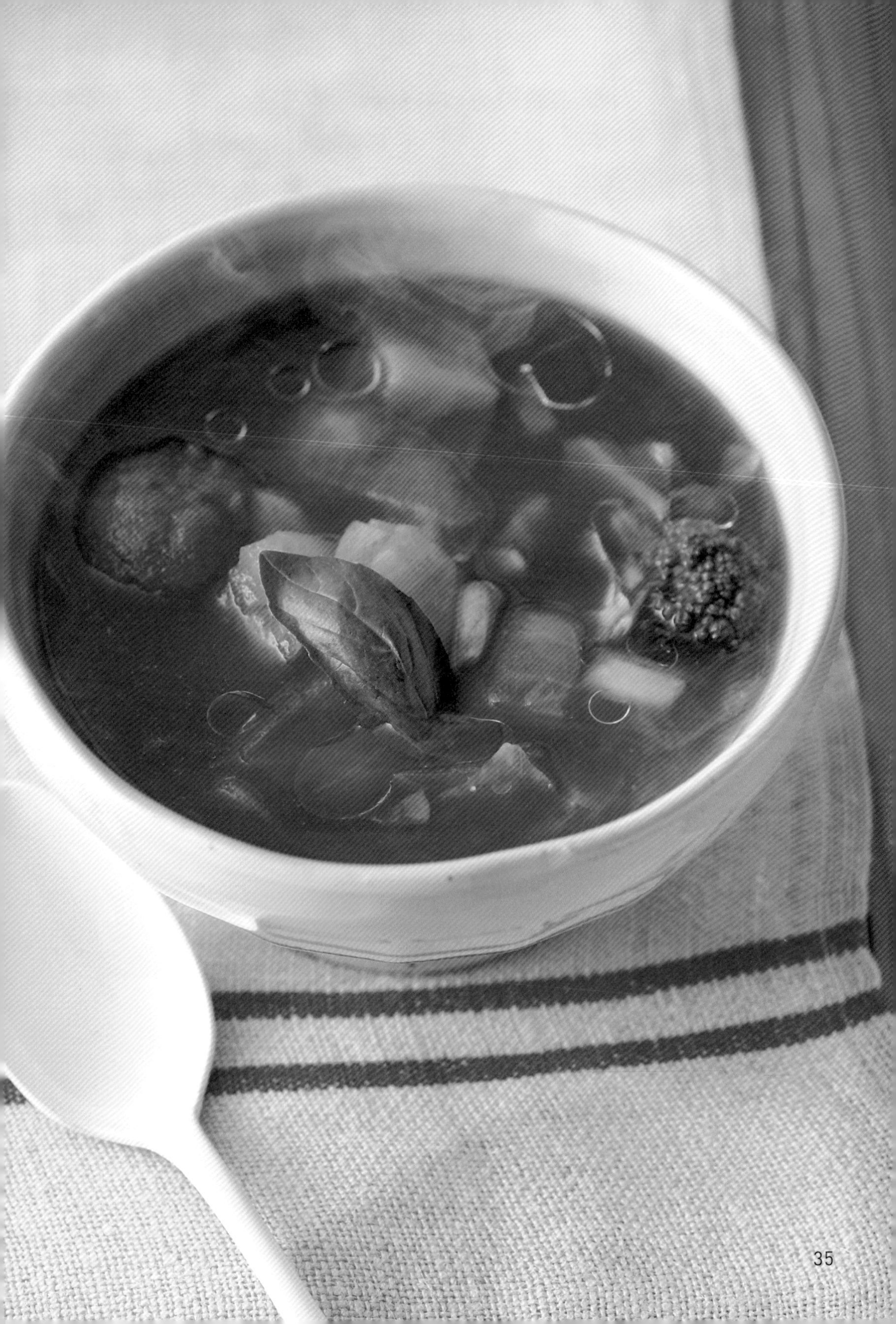

SOUP no.7

泰式風味湯

加上令人上癮的香菜排空毒素！

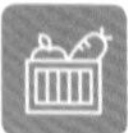

材料（一碗）

- 瘦肚湯湯底……1杯
- 魚露……1小匙
- 水……150ml
- 檸檬……適量（切成月牙形）
- 香菜……適量

作法

1. 將檸檬和香菜以外的材料倒入耐熱容器中，輕輕包上保鮮膜後，以微波爐加熱約二分三十秒，再攪拌均勻。
2. 在步驟1的材料中加入香菜，並擠入檸檬汁。

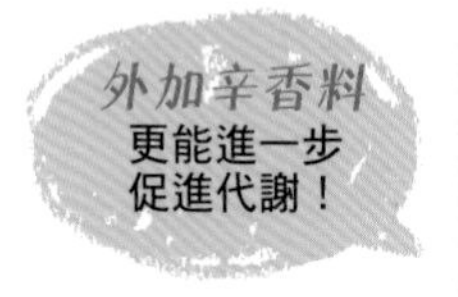

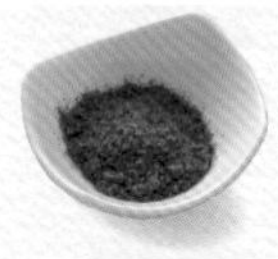

辣椒粉

辣椒的粉末，具有抗氧化力及促進新陳代謝的作用。

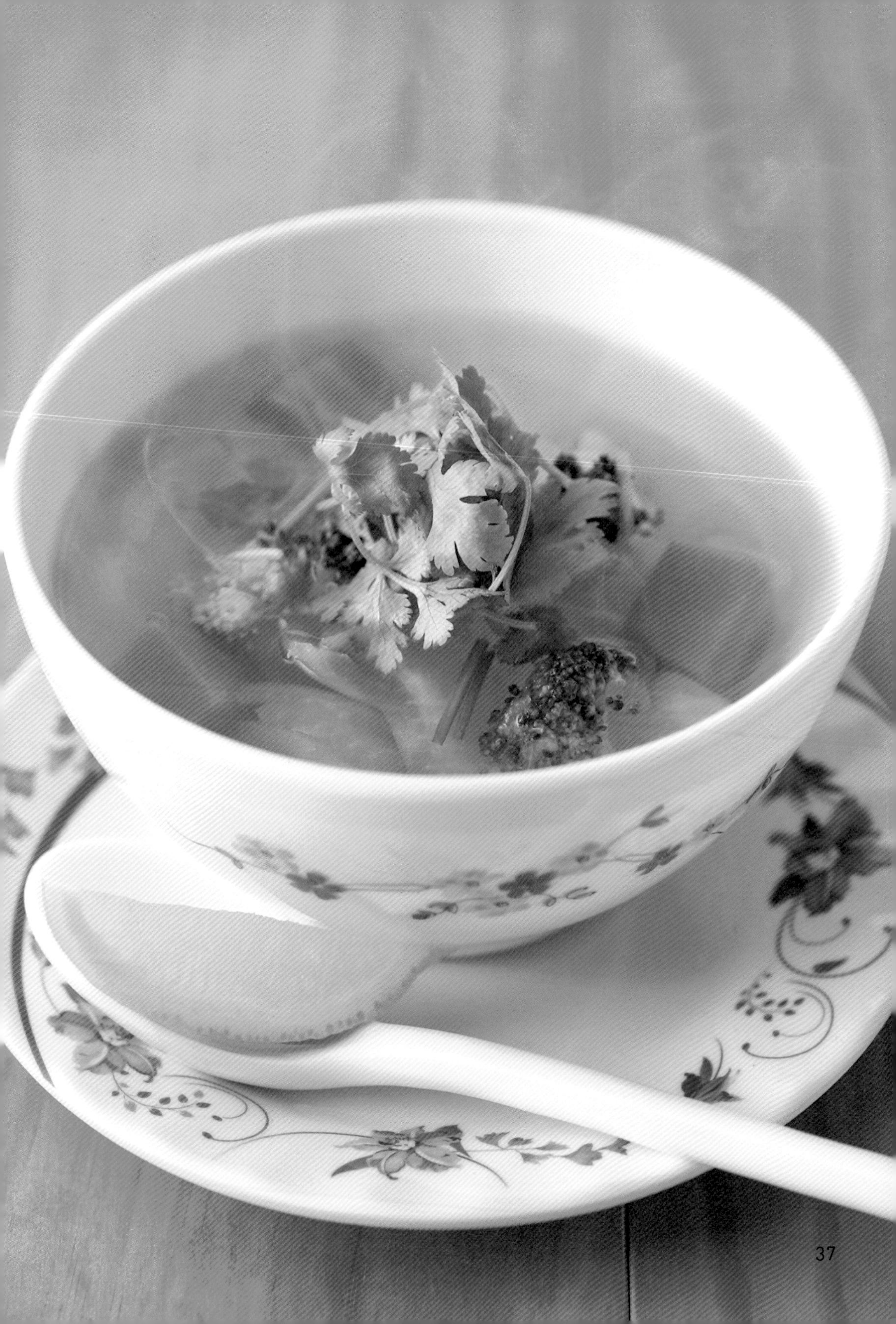

SOUP no.8

辛辣咖哩湯

黃色的孜然有助於脂肪燃燒

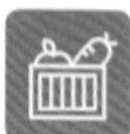
材料（一碗）

- 瘦肚湯湯底……1杯
- 高湯粉……1小匙
- 咖哩粉……1/2小匙
- 水……150ml
- 水菜、紅辣椒……各適量

作法

1. 將水菜和紅辣椒以外的材料倒入耐熱容器中，輕輕包上保鮮膜後，以微波爐加熱約二分三十秒，再攪拌均勻。
2. 依個人喜好在步驟1的材料中加入水菜和紅辣椒。

外加辛香料 更能進一步促進代謝！

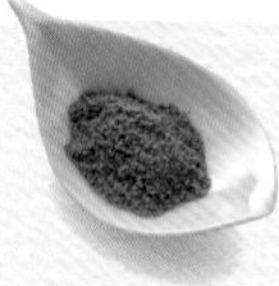

孜然粉

獨特的微苦風味及香氣為其一大特徵，除了有助於代謝，還能保健腸胃。

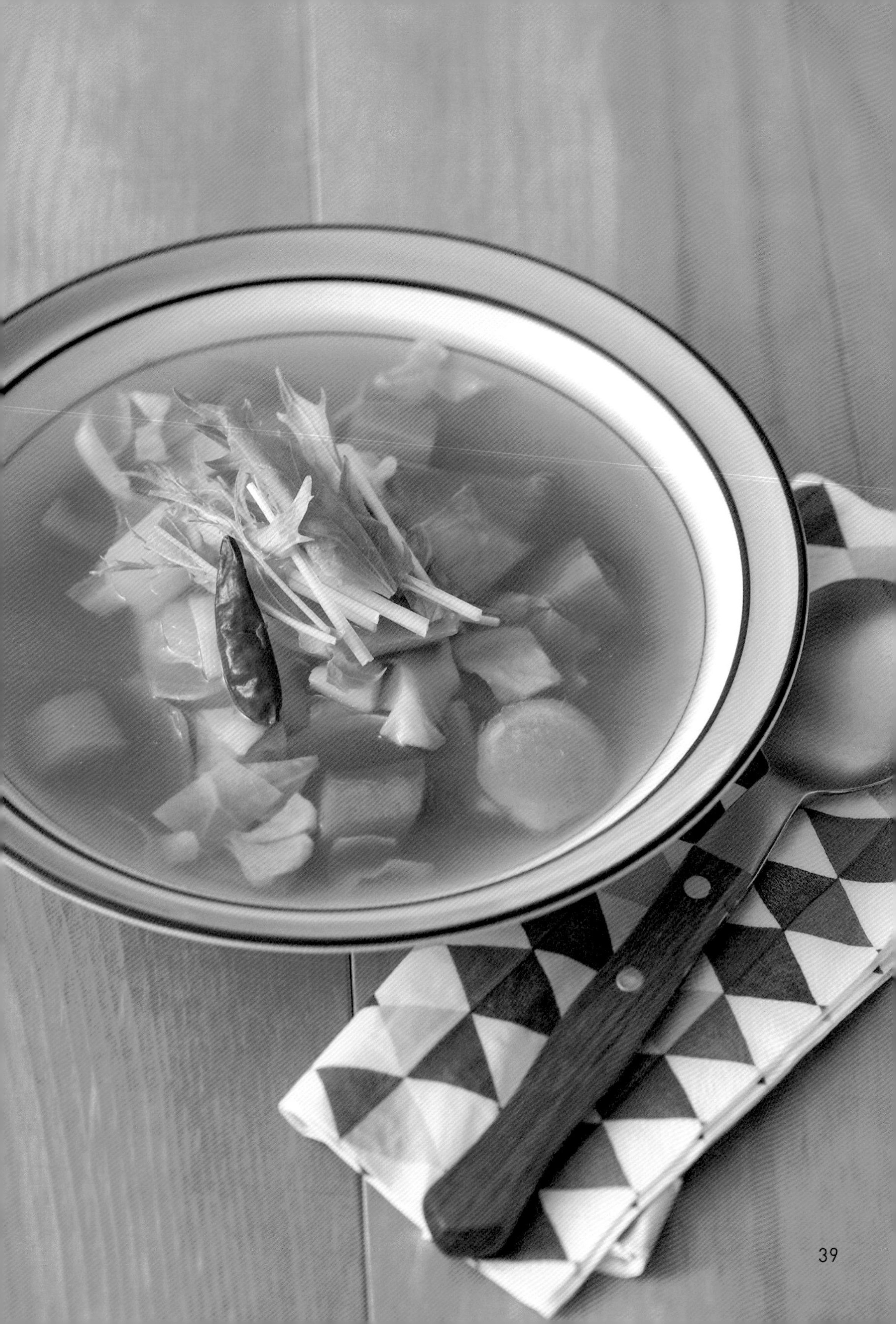

多加一種食材
還能解決「惱人困擾」！

多加一種食材，即可緩解減肥期間常出現的便祕、水腫等惱人困擾，還能美化肌膚，使健康、變美又變瘦的力量提升好幾倍。這些食材隨手可得，現在就來動手料理吧！

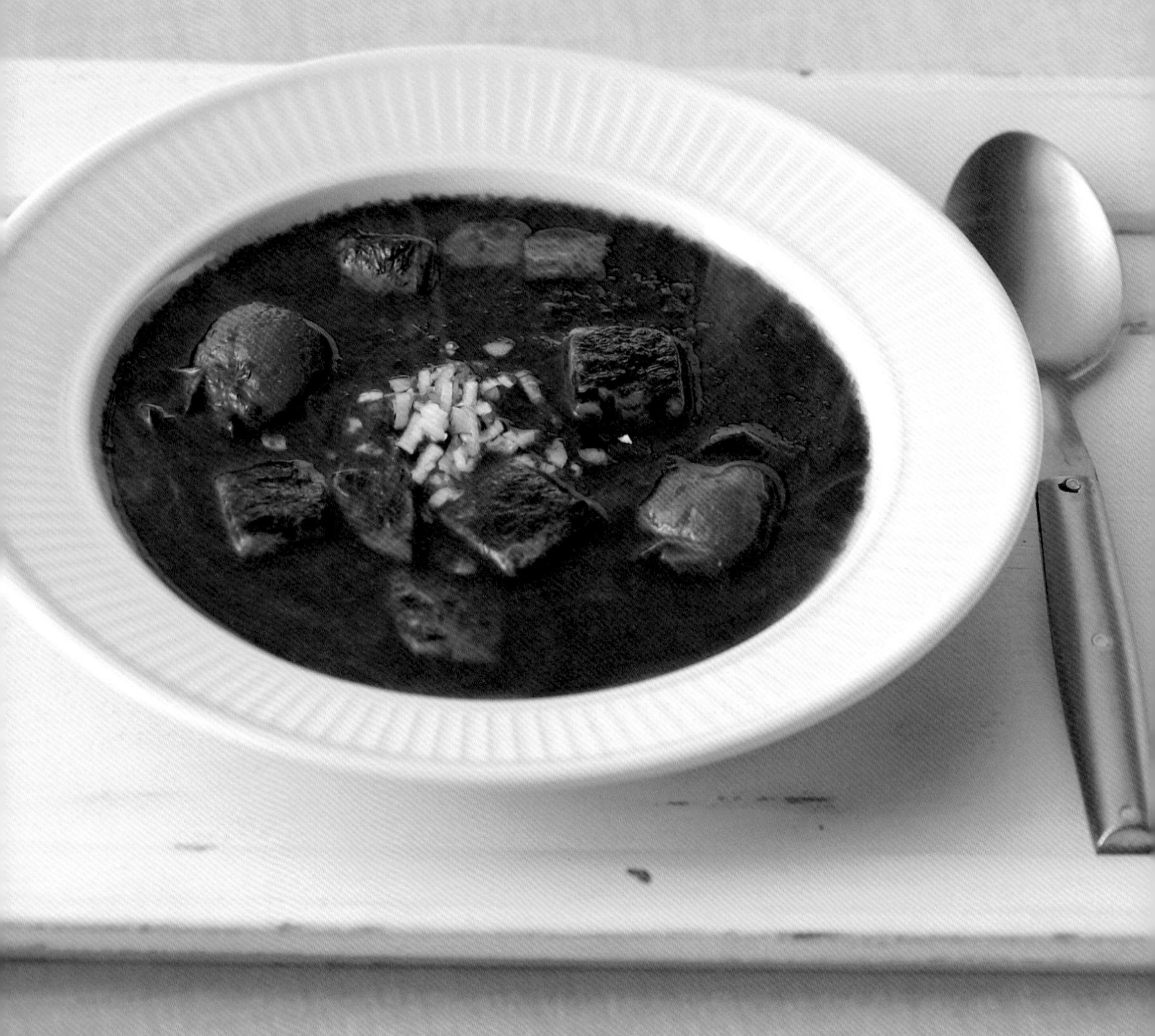

SOUP no.9

磯香海苔湯 ＋多加海苔

利用大海的礦物質提升代謝！一天一碗找回健康

水腫　代謝UP　便秘

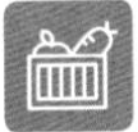

材料（一碗）

- 瘦肚湯湯底 …… 1杯
- 烤海苔 …… 1片
- 雞高湯粉 …… 1/2小匙
- 水 …… 150ml
- 長蔥（切成末）、麻油 …… 各適量

作法

1. 將烤海苔用手撕成適口大小，把長蔥和麻油以外的材料倒入耐熱容器中，包上保鮮膜，以微波爐加熱約二分三十秒，再攪拌均勻。
2. 依個人喜好在步驟1的材料中加入長蔥和麻油。

Tips!

海苔先用火烤過再加入湯中，風味更佳。

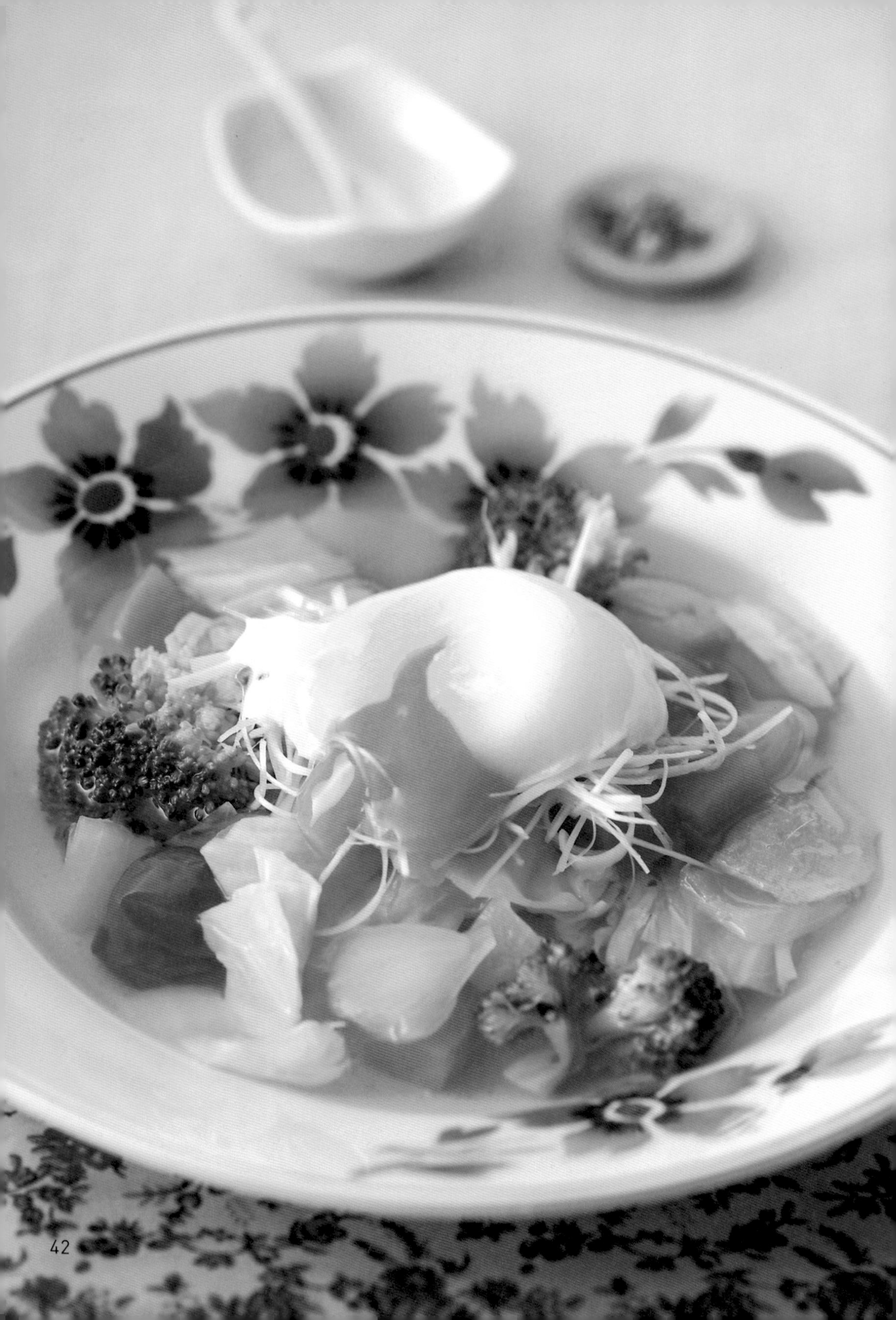

SOUP no.10

山椒風味溫泉蛋湯 ＋ 多加雞蛋

靠好消化吸收的優質蛋白質，打造美麗體質

美肌　免疫力UP

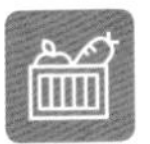

材料（一碗）

- 瘦肚湯湯底……1杯
- 溫泉蛋……1顆（參閱本頁下方說明）
- 醋、山椒、白蔥絲……各適量
- A 雞高湯粉……1/2小匙
  　水……150ml

作法

1. 將瘦肚湯湯底和材料A倒入耐熱容器中，輕輕包上保鮮膜後，以微波爐加熱約二分三十秒，再攪拌均勻。
2. 在步驟1的材料中加入醋、山椒及白蔥絲，再擺上溫泉蛋。

Tips!

沒時間時，建議使用市售溫泉蛋。

溫泉蛋也能用微波爐做出來！

將生蛋打入耐熱容器中，用牙籤等工具將蛋黃刺一個洞，再加入2大匙水。接著輕輕包上保鮮膜後，以微波爐加熱四十秒，最後觀察熟成狀態再加熱十秒。

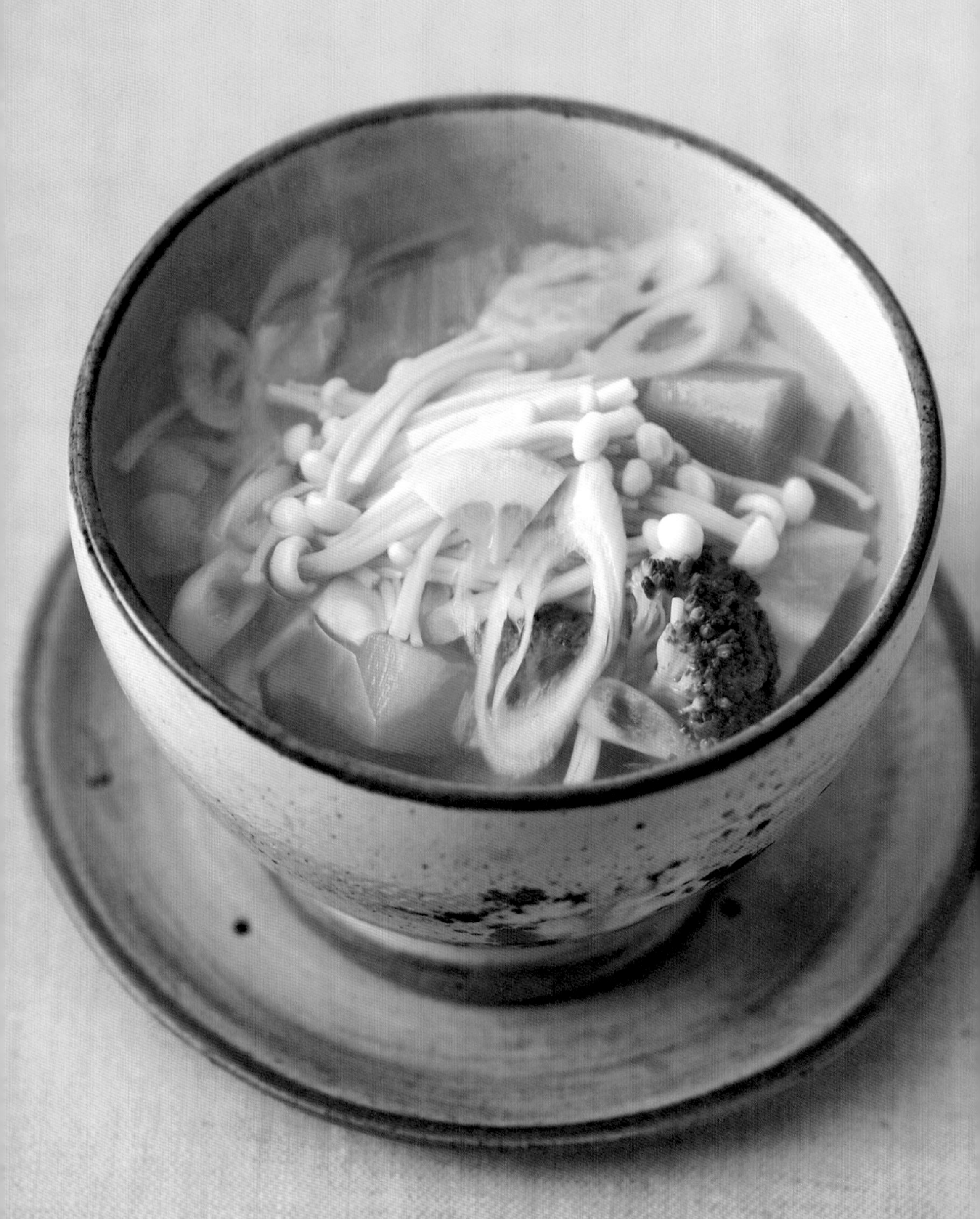

SOUP no.11

排毒蕈菇湯

+ 多加蕈菇類

蕈菇成分有助於燃燒內臟脂肪

免疫力UP　代謝UP　便祕

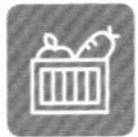

材料（一碗）

- 瘦肚湯湯底……1杯
- 金針菇……1/2包（撕開）
- 雞高湯粉……1/2小匙
- 水……150ml
- 檸檬、長蔥……各適量（皆切薄片）

作法

1. 將檸檬和長蔥以外的材料倒入耐熱容器中，輕輕包上保鮮膜後，以微波爐加熱約二分三十秒，再攪拌均勻。
2. 依個人喜好在步驟1的材料中加入檸檬和長蔥。

Tips!

也十分推薦使用瘦身效果佳的舞菇及滑菇！

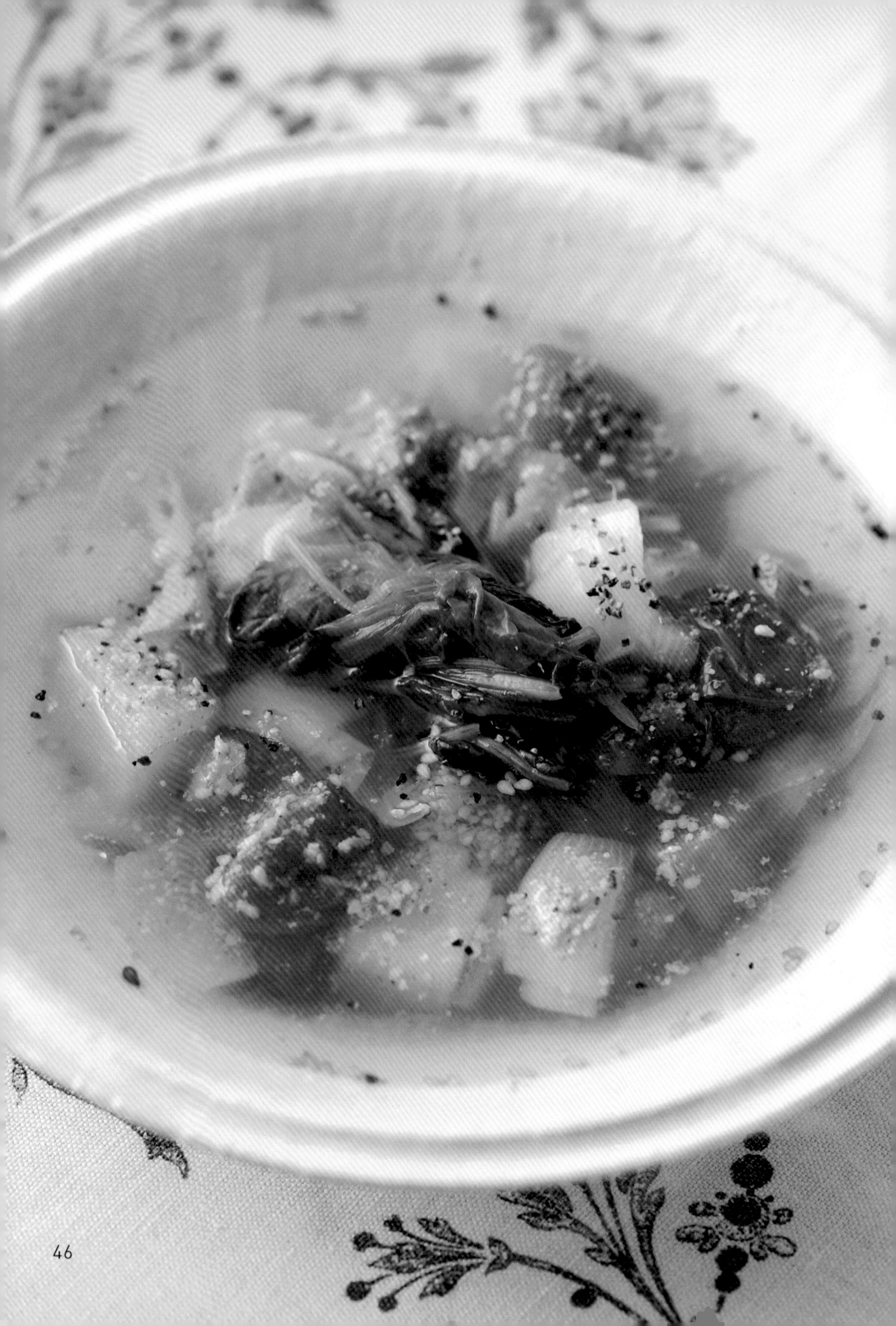

SOUP no.12

菠菜湯

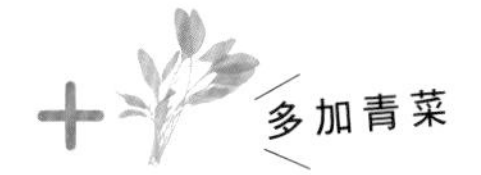

靠維生素B提升代謝力！補充鐵質預防貧血！

美肌　貧血　代謝UP

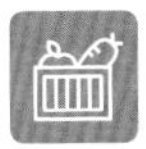

材料（一碗）

- 瘦肚湯湯底……1杯
- 沙拉用菠菜……2株（撕碎）
- 雞高湯粉……1/2小匙
- 水……150ml
- 白芝麻粉、黑胡椒……各適量

作法

1. 將白芝麻粉和黑胡椒以外的材料倒入耐熱容器中，輕輕包上保鮮膜後，以微波爐加熱約二分三十秒，再攪拌均勻。
2. 依個人喜好在步驟1的材料中加入白芝麻粉和黑胡椒。

Tips!

使用澀味較少的沙拉用菠菜，即可省去事前處理步驟，而且生吃也OK！

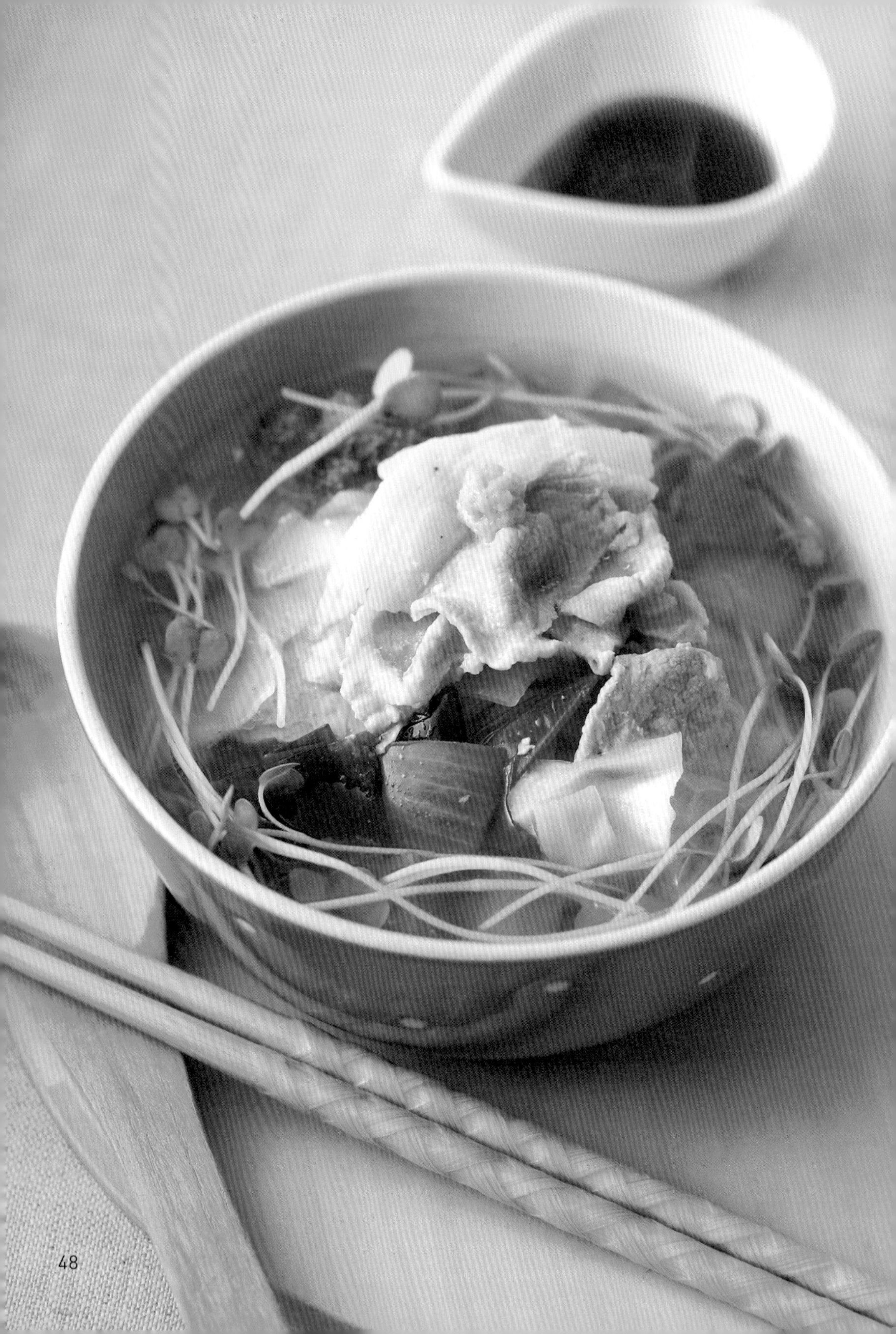

SOUP no.13

豬肉和風醬湯山葵風味

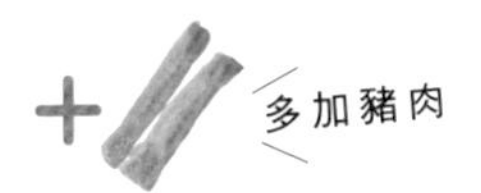

靠維生素B1促進醣類代謝

水腫　疲勞感　代謝UP

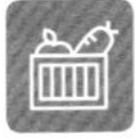

材料（一碗）

- 瘦肚湯湯底……1杯
- 豬里肌薄切肉片……50g（切成一口大小）
- 蘿蔔嬰、芥末醬……各適量
- A
  - 和風醬……1大匙
  - 水……150ml

作法

1. 將瘦肚湯湯底和材料A倒入耐熱容器中，再擺上豬肉，然後輕輕包上保鮮膜後，以微波爐加熱約三分鐘，並攪拌均勻。
2. 在步驟1的材料中加入蘿蔔嬰和芥末醬。

Tips!

要蒸煮時，最後再擺上豬肉，蒸煮過程才能避免浮沫產生。

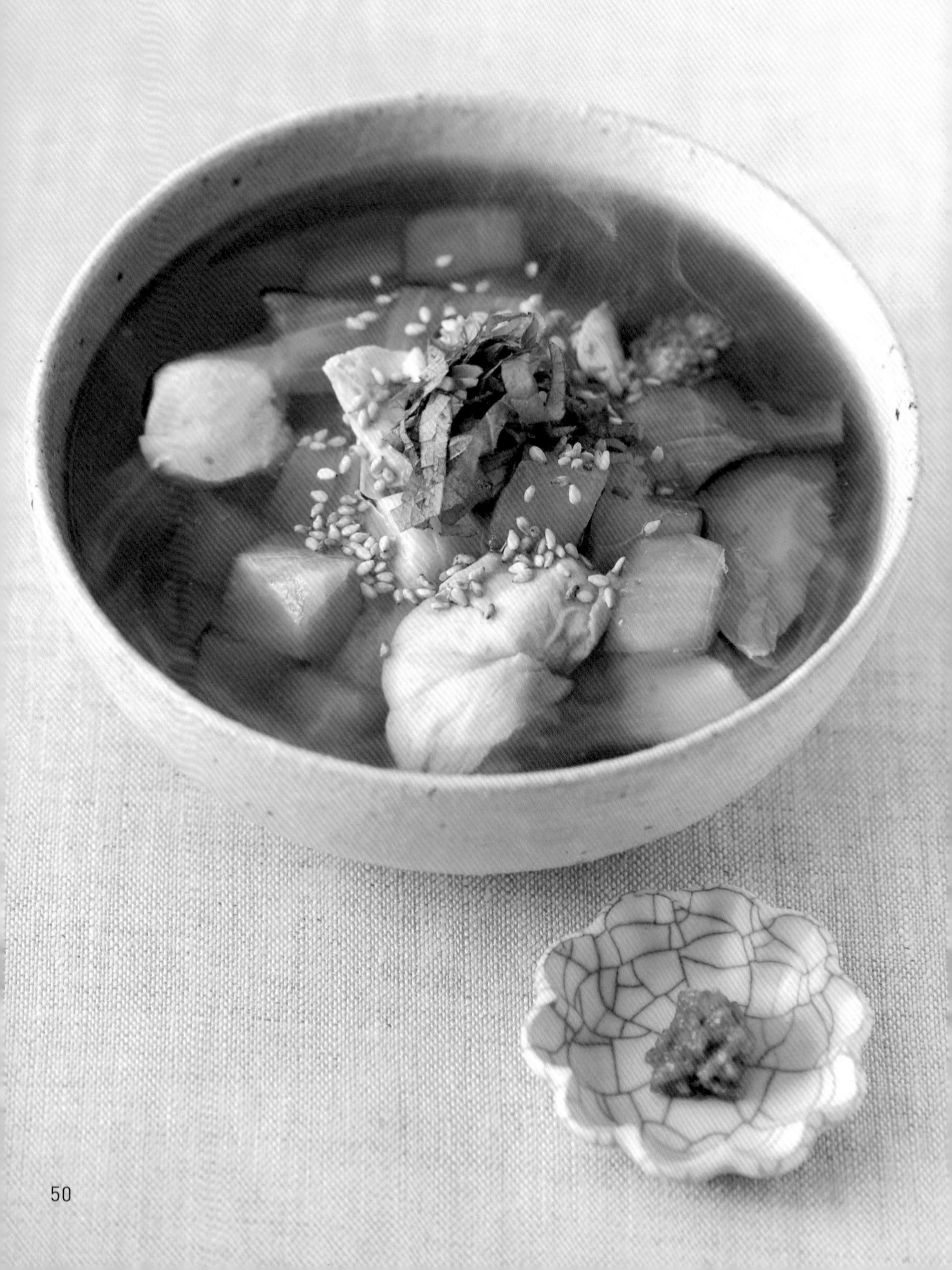

SOUP no.14

雞里肌柚子胡椒湯

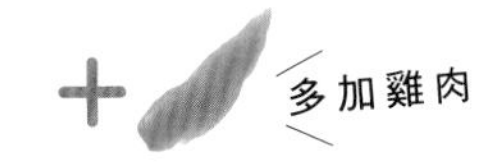

減肥最佳幫手！低脂&優質的蛋白質來源

虛寒體質　美肌　水腫　疲勞感

材料（一碗）

- 瘦肚湯湯底……1杯
- 青紫蘇、炒熟白芝麻……各適量
- 柚子胡椒……1/4小匙
- A
  - 雞里肌……1條（50g，切成一口大小）
  - 醬油……1/2小匙
  - 雞高湯粉……1/4小匙
  - 水……150ml

作法

1. 將瘦肚湯湯底和材料A倒入耐熱容器中，輕輕包上保鮮膜後，以微波爐加熱約二分三十秒，再攪拌均勻。
2. 依個人喜好，在步驟1的材料中加入青紫蘇和炒熟白芝麻，並搭配上柚子胡椒。

Tips!

使用切成薄片的雞胸肉亦可。

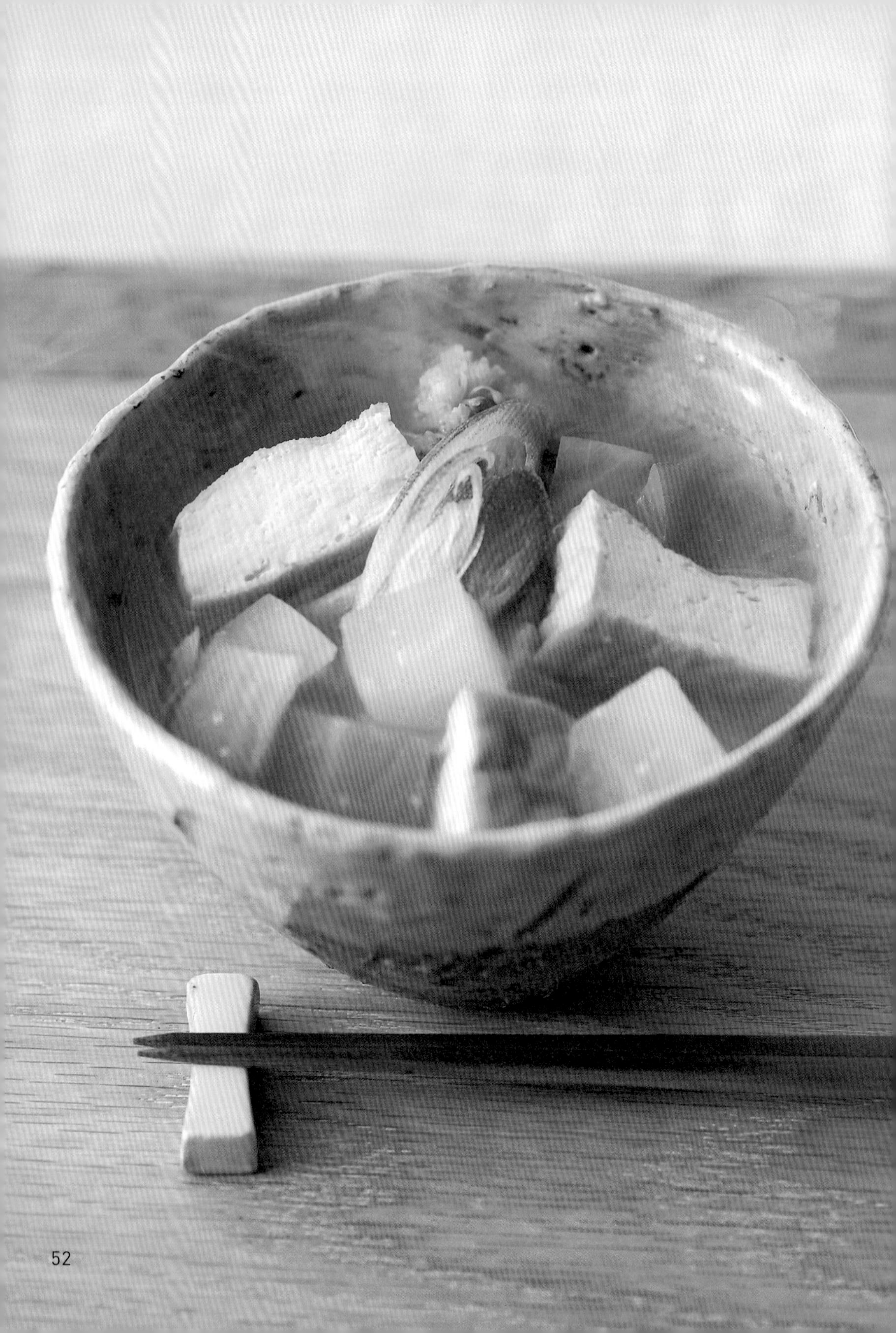

SOUP no.15

油豆腐厚片芝麻味噌湯 + 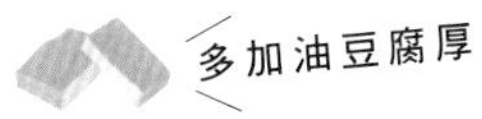 多加油豆腐厚片

調節不正常的女性賀爾蒙

水腫　更年期　便祕

材料（一碗）

- 瘦肚湯湯底 …… 1杯
- 蘘荷（日本薑） …… 適量
- A
  - 油豆腐厚片 …… 70g（切成一口大小）
  - 味噌 …… 1/2大匙
  - 白芝麻粉 …… 1小匙
  - 水 …… 150ml
  - 和風高湯粉 …… 1/4小匙

作法

1. 將瘦肚湯湯底和材料A倒入耐熱容器中，輕輕包上保鮮膜後，以微波爐加熱約二分三十秒，再攪拌均勻。
2. 依個人喜好在步驟1的材料中加入蘘荷。

Tips!

使用油豆腐厚片會比豆腐更加理想！可以滿足口腹之欲又能防止過食。

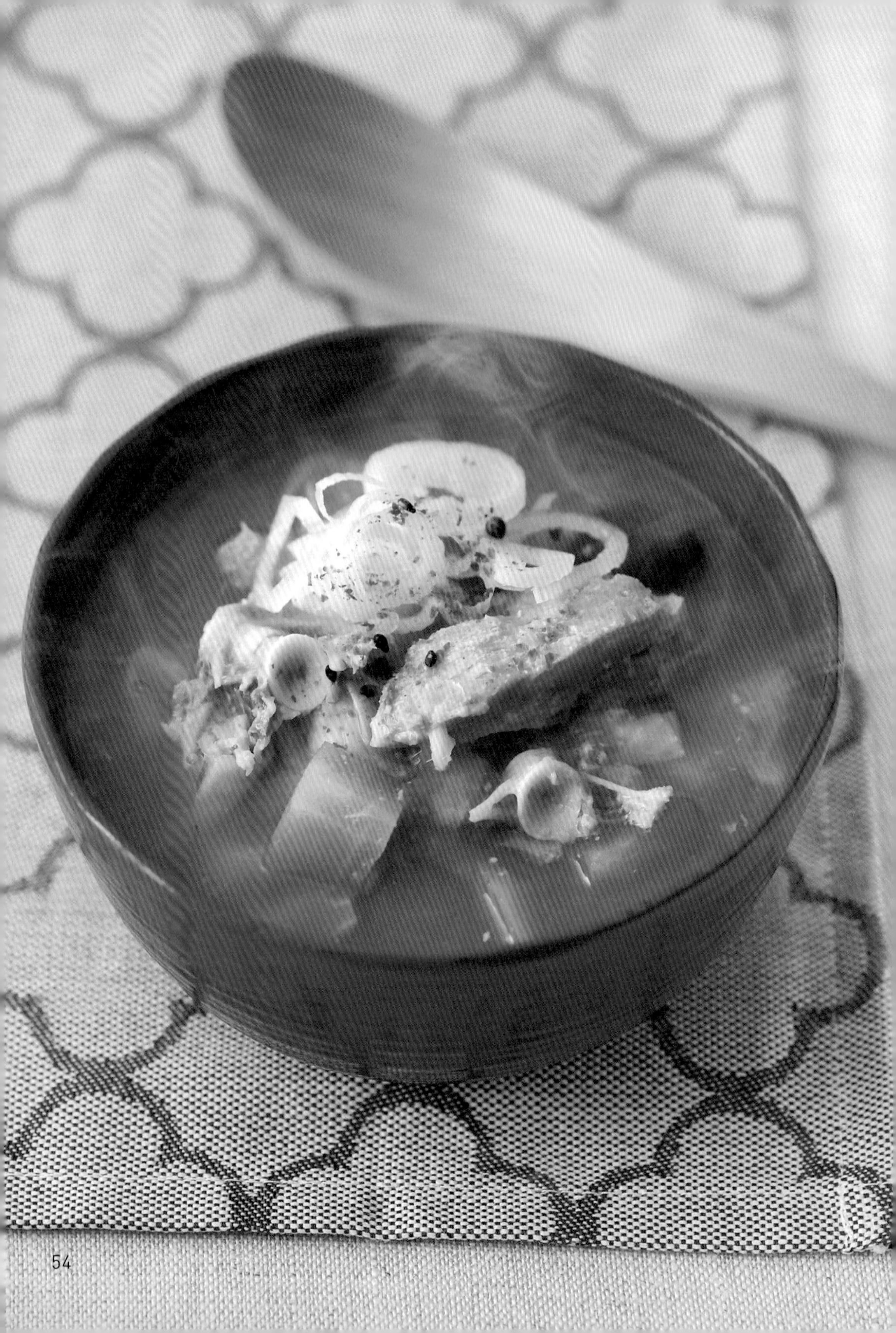

SOUP no.16

鮭中骨湯

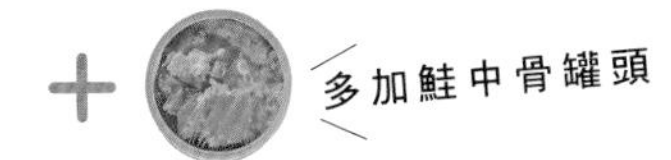

鮭魚能阻止老化，為抗氧化力極佳的美容食材

美肌　代謝UP

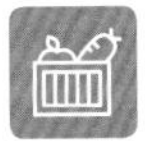

材料（一碗）

- 瘦肚湯湯底……1杯
- 柴魚片……1/2包
- 長蔥、七味唐辛子……各適量
- A
  - 鮭中骨水煮罐頭……1/2罐（90g）
  - 味噌……1小匙
  - 水……150ml

作法

1. 將瘦肚湯湯底和材料A倒入耐熱容器中，輕輕包上保鮮膜後，以微波爐加熱約二分三十秒，加入柴魚片後攪拌均勻。
2. 步驟1的材料盛入碗中，並依個人喜好加入切碎的長蔥和七味唐辛子。

Tips!

味噌能中和鮭魚腥味，不敢吃鮭中骨的人，也能以生鮭魚代替。

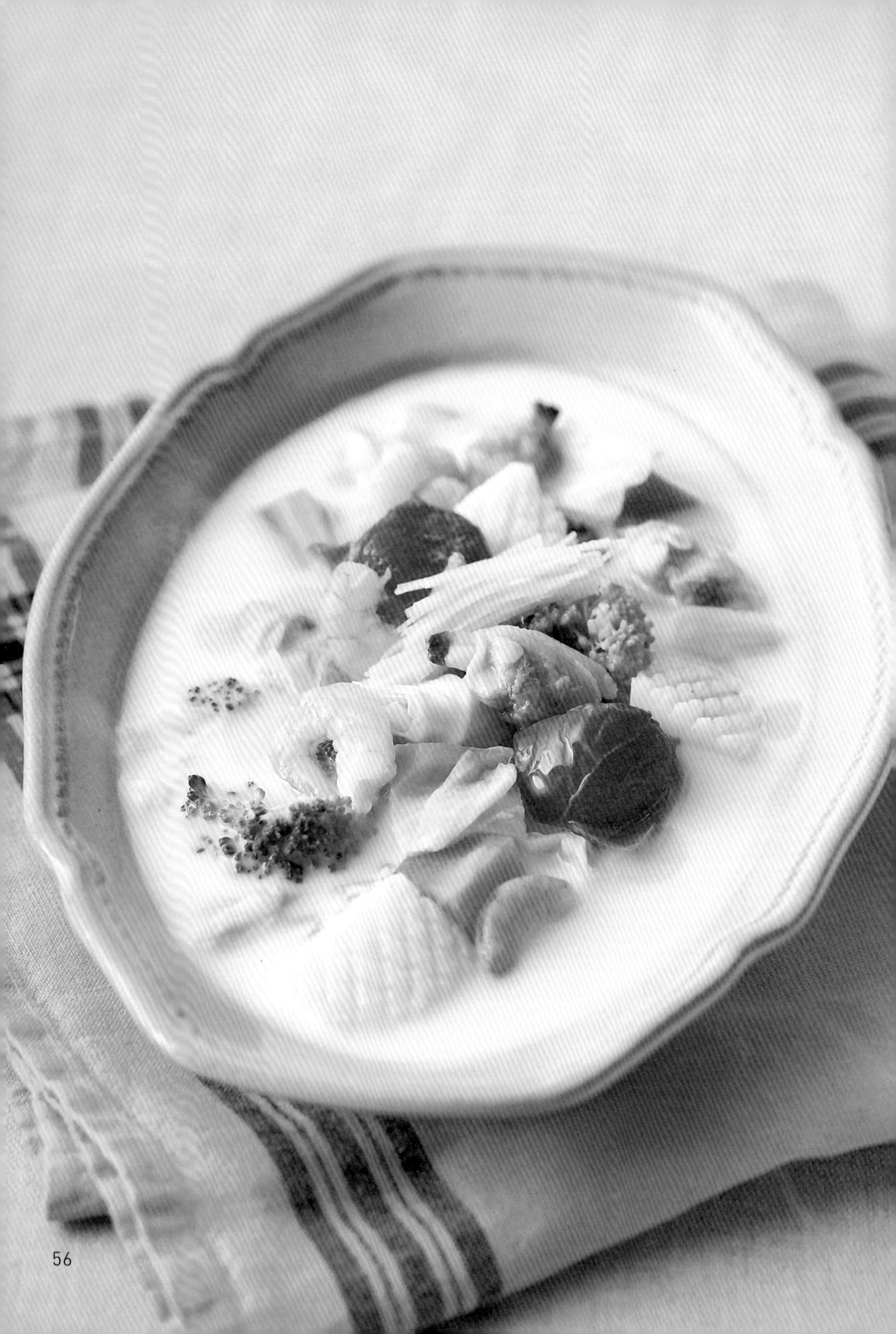

SOUP no.17

海鮮豆乳湯

＋ 多加綜合海鮮

鮮味滿滿又是低卡食材！能緩解疲勞解除壓力

貧血　疲勞感　更年期

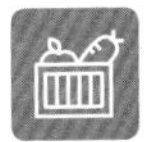

材料（一碗）

- 瘦肚湯湯底……1杯
- 無糖豆漿……100ml
- 生薑、麻油……各適量
- A
  - 冷凍綜合海鮮……50g
  - 水……50ml
  - 鹽……1/6小匙

作法

1. 將材料A倒入耐熱容器中，包上保鮮膜後以微波爐加熱一分三十秒左右。
2. 在步驟1的材料中加入瘦肚湯湯底和豆漿，輕輕包上保鮮膜後再次加熱一分鐘左右，再攪拌均勻。
3. 依個人喜好加入薑絲和麻油。

Tips!

用白酒取代水來蒸煮，讓料理香氣十足。

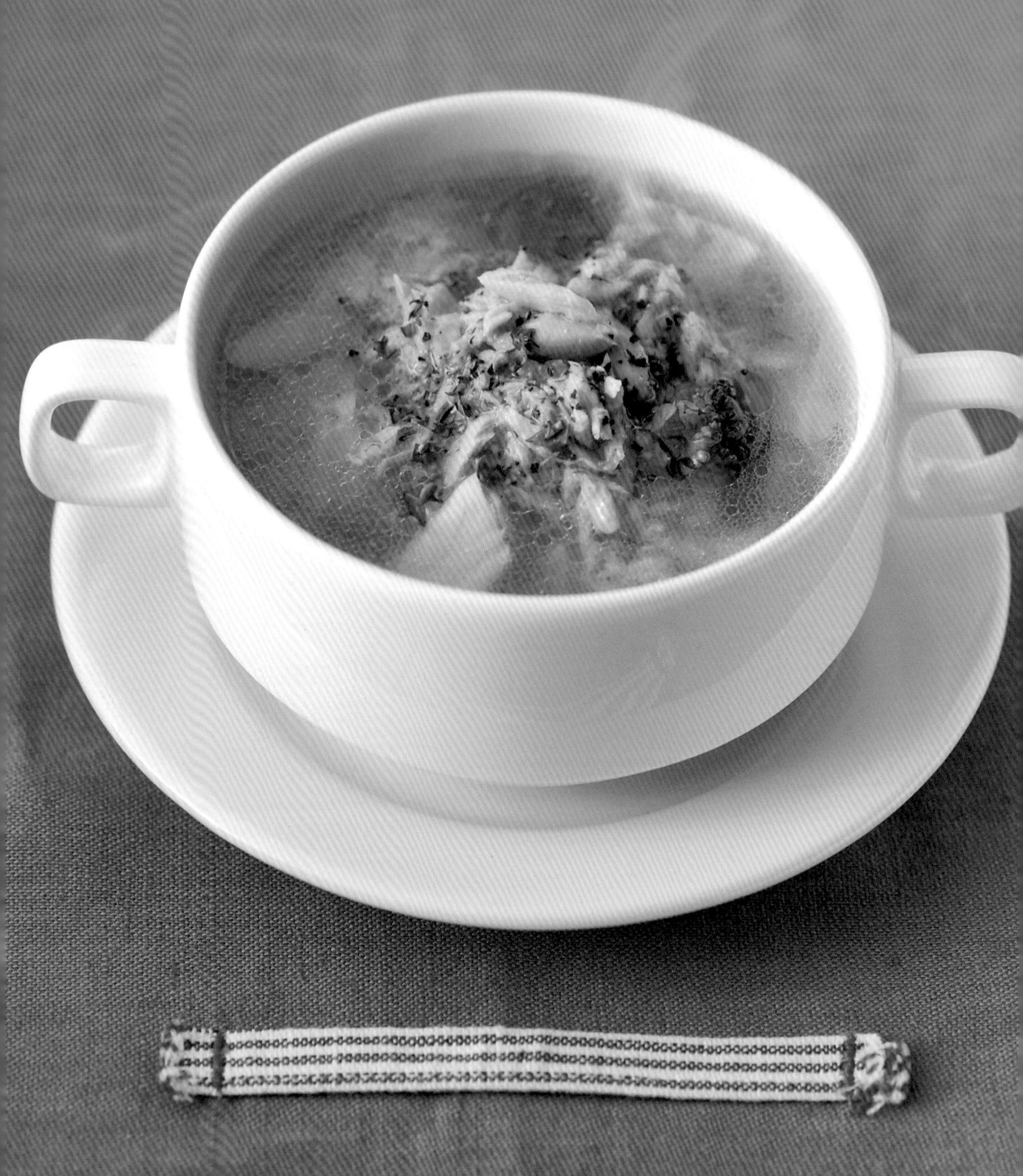

SOUP no.18

鮪魚西式風味湯

＋多加水煮鮪魚罐頭

食材富含礦物質又能飽腹，內含鐵質還能預防貧血

虛寒體質　美肌　貧血

材料（一碗）

- 瘦肚湯湯底……1杯
- 香芹、黑胡椒……各適量
- A
  - 水煮鮪魚罐頭……2大匙
  - 高湯粉……1小匙
  - 水……150ml

作法

1. 將瘦肚湯湯底和材料A倒入耐熱容器中，輕輕包上保鮮膜後，以微波爐加熱約二分三十秒，再攪拌均勻。
2. 依個人喜好，在步驟1的材料中加入切碎的香芹和黑胡椒。

Tips!

使用水煮鮪魚罐頭風味不但清爽，還能將食材風味突顯出來。

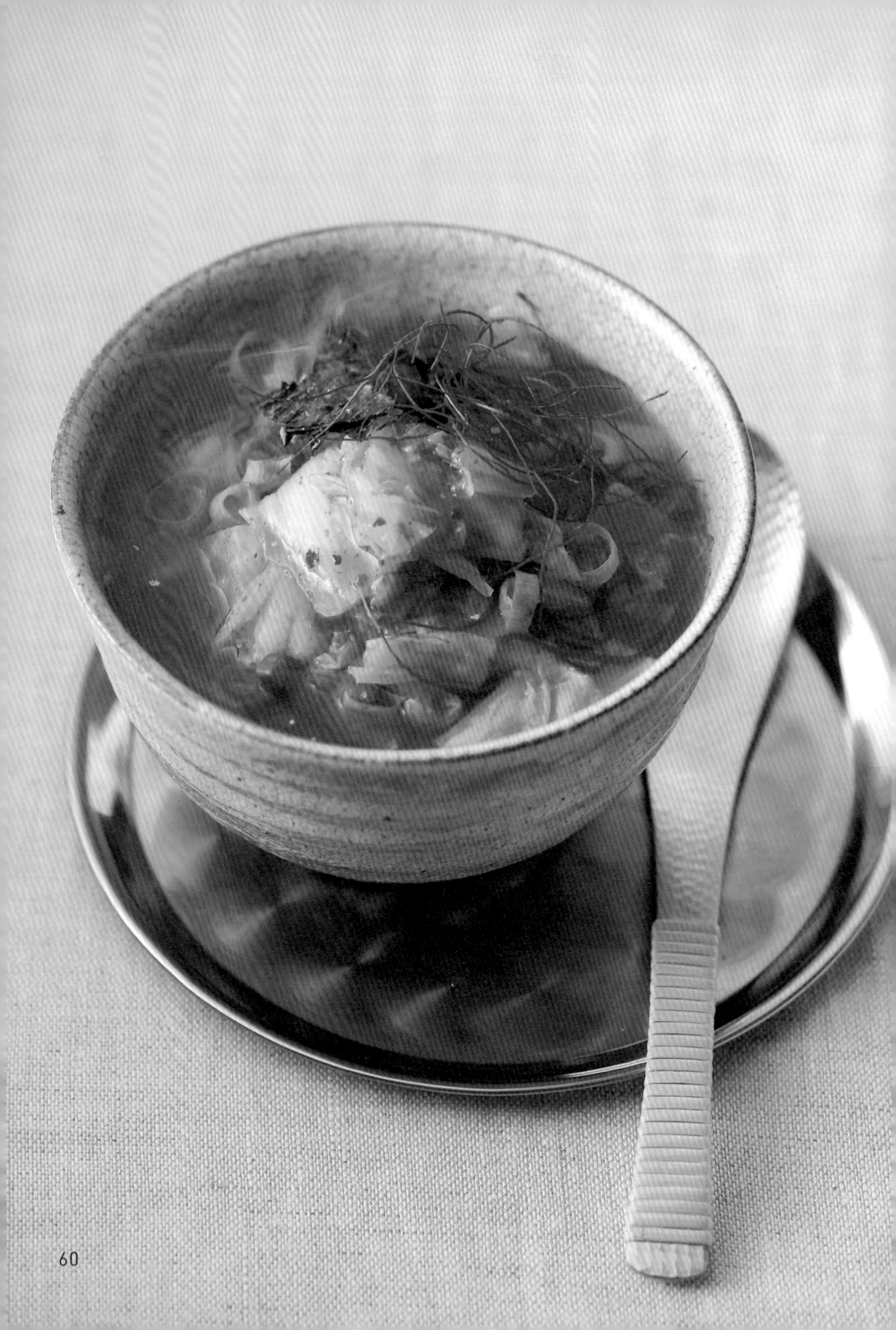

SOUP no.19

泡菜韓風辛辣湯

＋多加泡菜

透過發酵食品整頓腸道環境保健身體

虛寒體質　免疫力UP　代謝UP　便祕

材料（一碗）

- 瘦肚湯湯底……1杯
- 青蔥（切碎）、紅辣椒絲、麻油……各適量
- A
  - 泡菜……80g
  - 雞高湯粉……1/2小匙
  - 醬油……1/2小匙
  - 蒜泥（軟管包裝亦可）……1/3小匙
  - 水……150ml

作法

1. 將瘦肚湯湯底和材料A倒入耐熱容器中，輕輕包上保鮮膜後，以微波爐加熱約二分三十秒，再攪拌均勻。
2. 依個人喜好在步驟1的材料中加入青蔥、紅辣椒絲和麻油。

Tips!

連同泡菜湯汁一起加進湯中，提升鮮醇風味，強化營養價值。

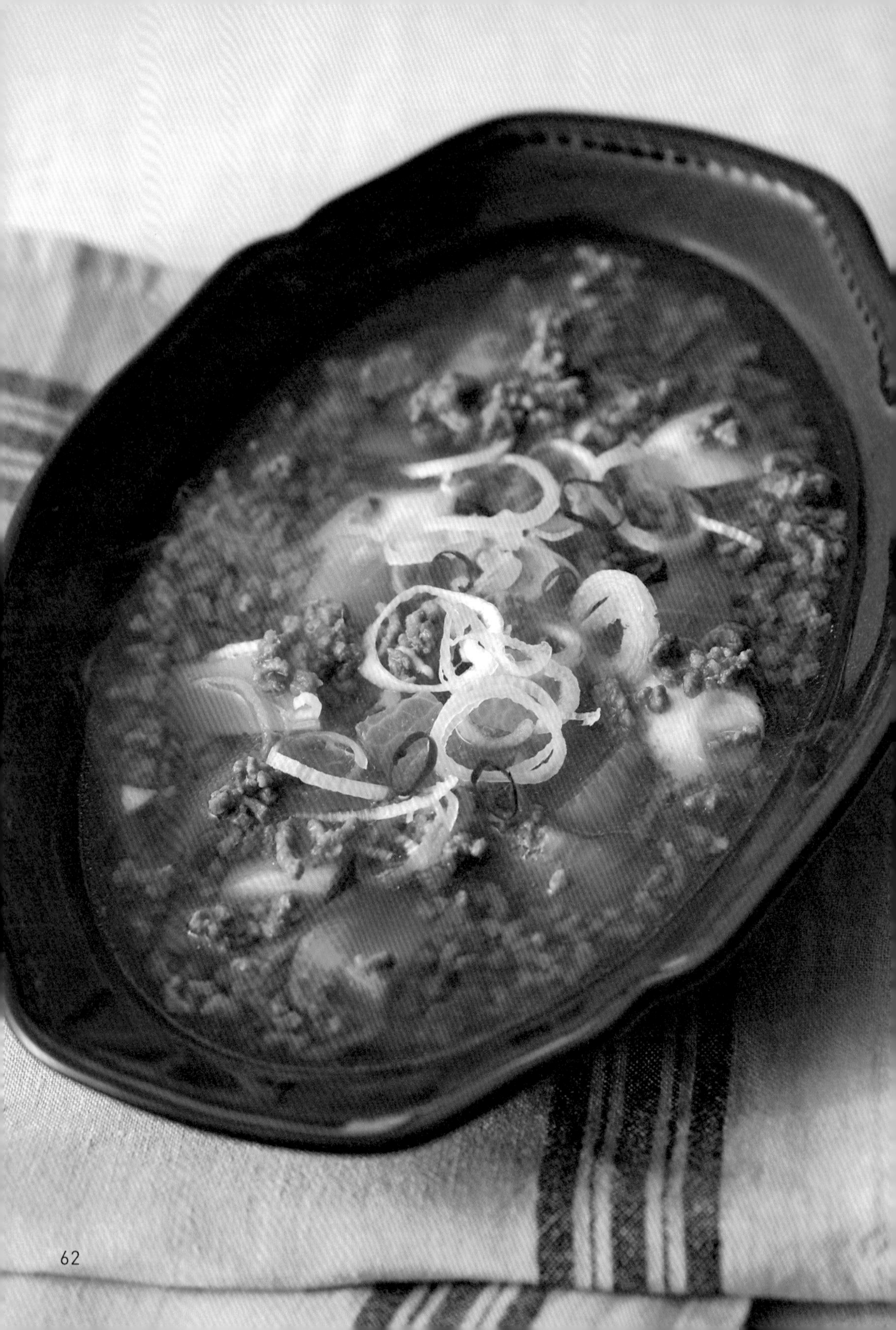

SOUP no.20

牛絞肉麻婆風味湯 ＋ 多加牛肉

靠肉驗燃燒脂肪

虛寒體質　**貧血**　**更年期**

材料（一碗）

- 瘦肚湯湯底……1杯
- 牛絞肉……50g
- 長蔥、紅辣椒……適量
- A
  - 豆腐……40g（切成2cm塊狀）
  - 薑泥……1/2小匙
  - 蠔油、醬油……各1小匙
  - 豆瓣醬……1/4小匙
  - 水……150ml

作法

1. 將瘦肚湯湯底和材料A倒入耐熱容器中。放上絞肉，再輕輕包上保鮮膜，然後以微波爐加熱三分鐘左右，並將絞肉撥散。
2. 依個人喜好在步驟1的材料中加入切碎的長蔥和紅辣椒。

Tips!

將絞肉加熱後撥散，以防止浮沫產生。

／專欄／
「瘦肚」秘技

精選必瘦庫存乾貨 方便隨時煮出一鍋湯！

這裡嚴選出來的乾貨，全都富含維生素及礦物質，可強化瘦身效果！只要事先買回家存放，料理時加入湯中，不僅能加強代謝，還能提升口感，自然也能增強瘦身效果！

❶ 海苔　風味與香氣出眾。β-胡蘿蔔素內含量更高達紅蘿蔔的五倍之多，還具有促進肌膚新陳代謝的效果。

❷ 昆布細絲　黏滑成分的褐藻醣膠，可吸附腸道內多餘膽固醇及有害物質排出體外。

❸ 寒天　原料來自海藻類的天草。有助於排出老廢物質，使腸道環境回復正常。對於便祕及肥胖也能發揮極佳的改善功效。

❹ 乾香菇　濃縮了鮮味及香氣，還具營養成分！富含可提升免疫力的β-葡聚糖，並能預防及改善過敏現象。

❺ 石蓴　海藻類的一種。含有豐富造血維生素的葉酸、多種維生素及礦物質。

❻ 小魚乾　方便用來熬煮出鮮醇風味。富含可促進新陳代謝，增強免疫力的維生素D。一天使用一小撮即可。

❻

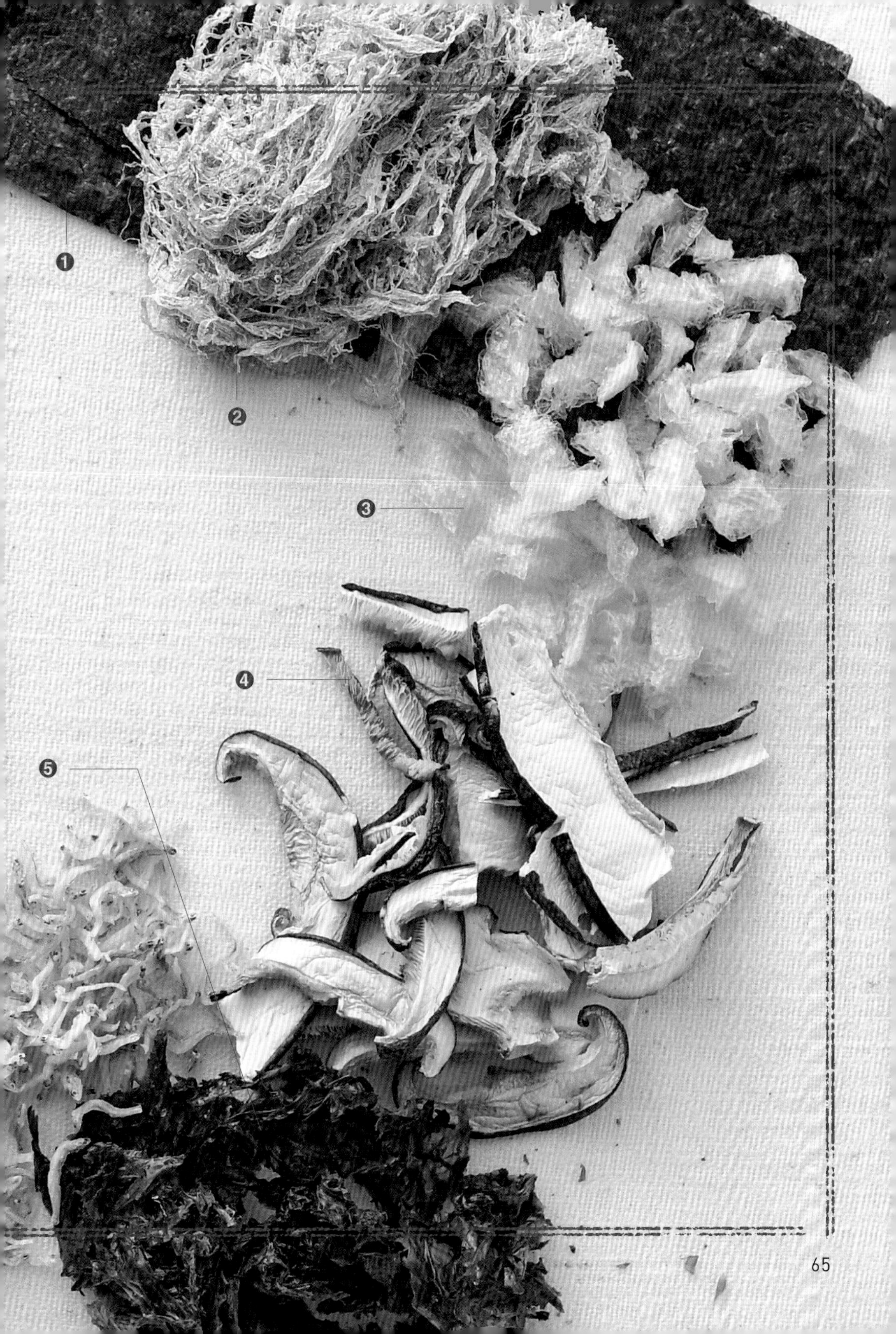
❶
❷
❸
❹
❺

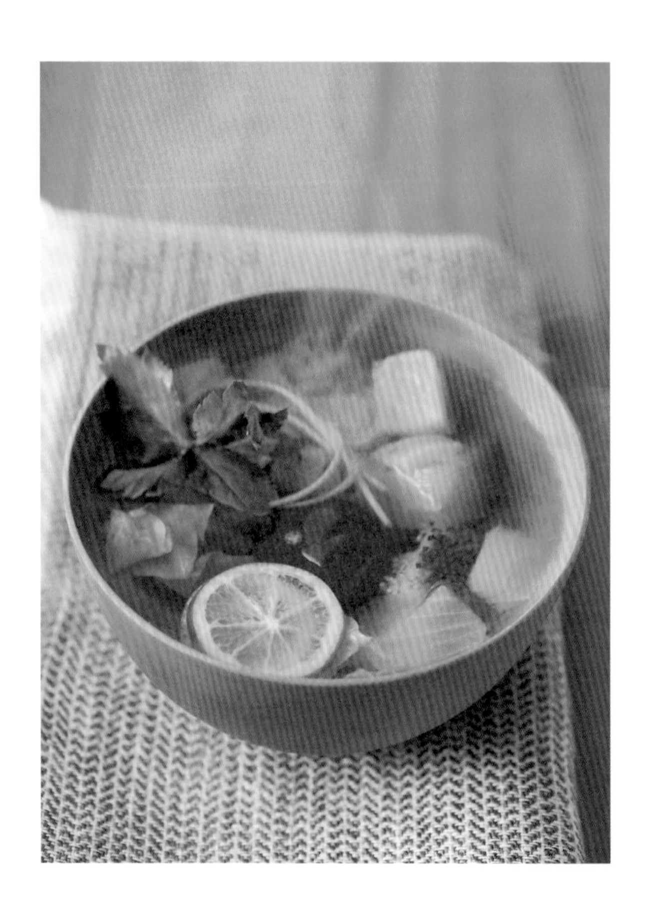

Part 2

瘦肚湯減肥計畫

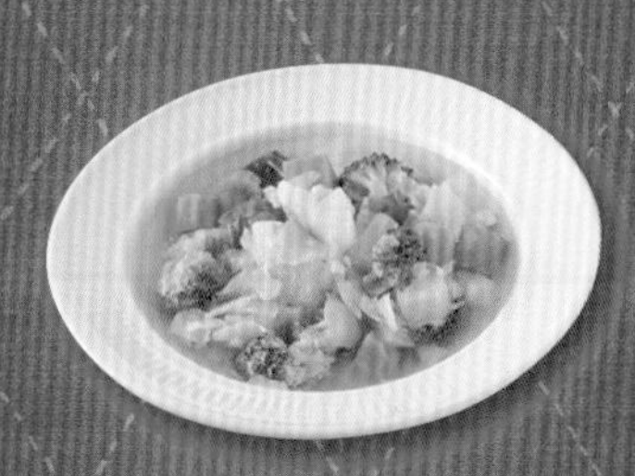

短期速效
「週末三日減肥計畫」

\ 專為三分鐘熱度、多外食的人所設計！ /

著重排毒的週末三日減肥計畫

讓你擺脫水腫及便祕，使身體循環變好，親身感覺到身體暖呼呼的效果。利用休假日輕鬆實行，一點壓力也沒有。集中火力食用減肥效果顯著的瘦身湯，將囤積體內的毒素及老廢物質一掃而空，身體淨化之後，就能使身體歸零變成易瘦體質。三天後，相信你會驚訝地發現，身體變輕盈了，早晨醒來神清氣爽！

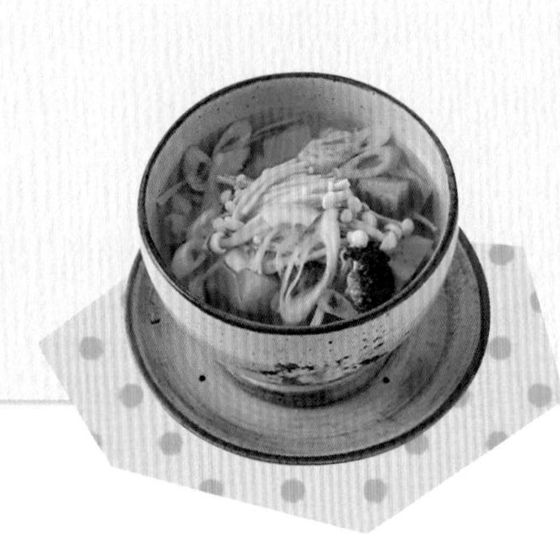

改善水腫及便祕，具有排毒效果，想短時間內就能看出瘦身效果，
推薦參考這二種減肥計畫；生活繁忙的人可參考執行三日減肥計畫，
想實際看出瘦身效果的人可參考二週減肥計畫。

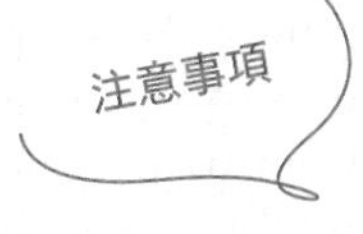

★ **三天內，早中晚三餐只喝瘦身湯。**

早餐喝淨腸濃湯，午餐和晚餐喝瘦身湯。

★ **在瘦身湯裡多加三種瘦身食材。**

用海藻類、蕈菇類及青菜加強代謝力＆排毒力。

★ **瘦身湯喝幾碗都行！**

★ **飲料切記不能加糖。**

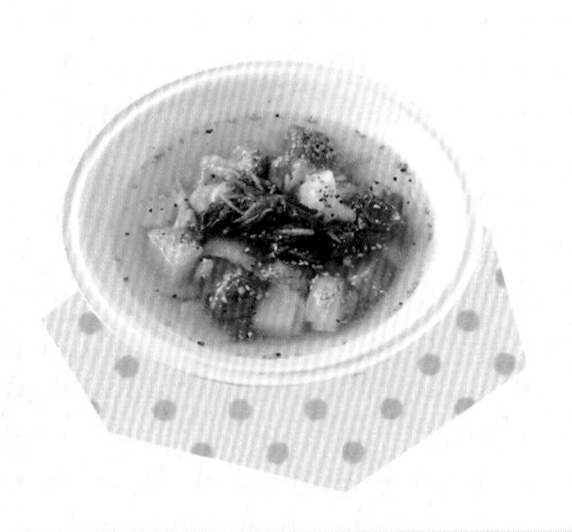

「終極二週減肥計畫」

＼喝酒也能瘦！讓你瘦到停不下來／

目標三公斤的終極二週減肥計畫

二週減肥計畫，能讓你實際看出瘦身效果。趕在重要紀念日及活動之前，隨時都能展開減肥計畫。早餐和晚餐喝瘦身湯，午餐想吃什麼就吃什麼，甚至水果在早上吃也無妨。二週減肥計畫相較起來限制少很多，能讓你在毫無壓力下看出減重成效。聚餐飲酒過食後，也能利用二週減肥計畫達到極佳的防治效果。希望照吃照喝也能瘦下來的人，建議一定要試試看。

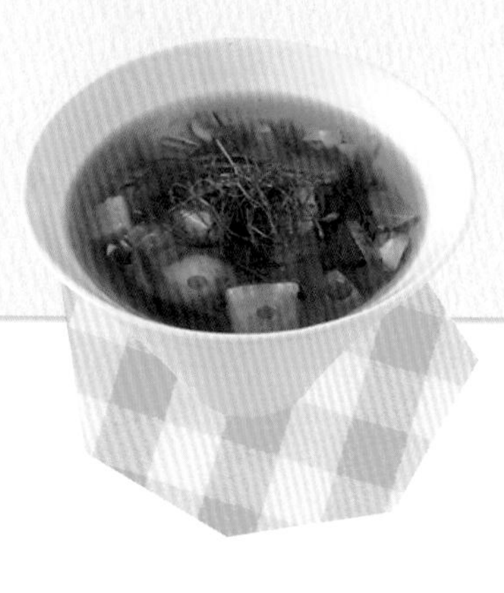

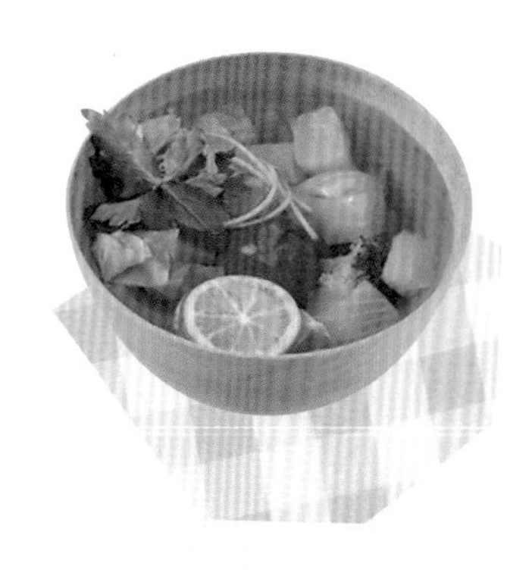

注意事項

★ 早餐和晚餐改喝瘦身湯。
★ 午餐想吃什麼就吃什麼。
★ 瘦身湯喝幾碗都行！
★ 頭三天喝瘦身湯排毒。
★ 至少挑戰二至三週時間。

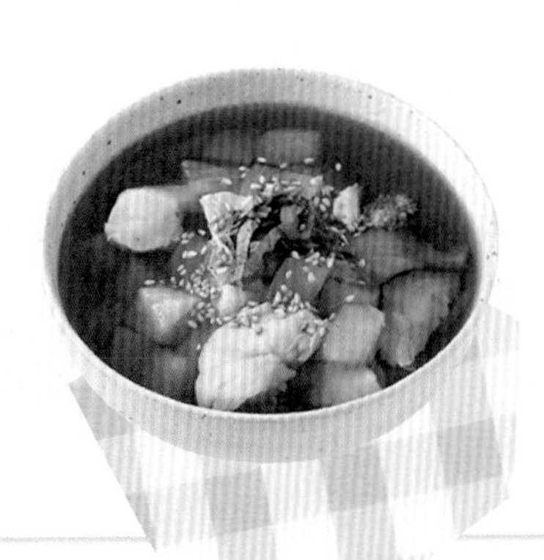

「週末三日減肥計畫」最佳幫手

早餐淨腸濃湯的製作方法

早上是用來排泄的時間，用「淨腸濃湯」讓身體清淨一下，
能補充必需營養素，兼具排毒效果，更能使代謝大幅改善。

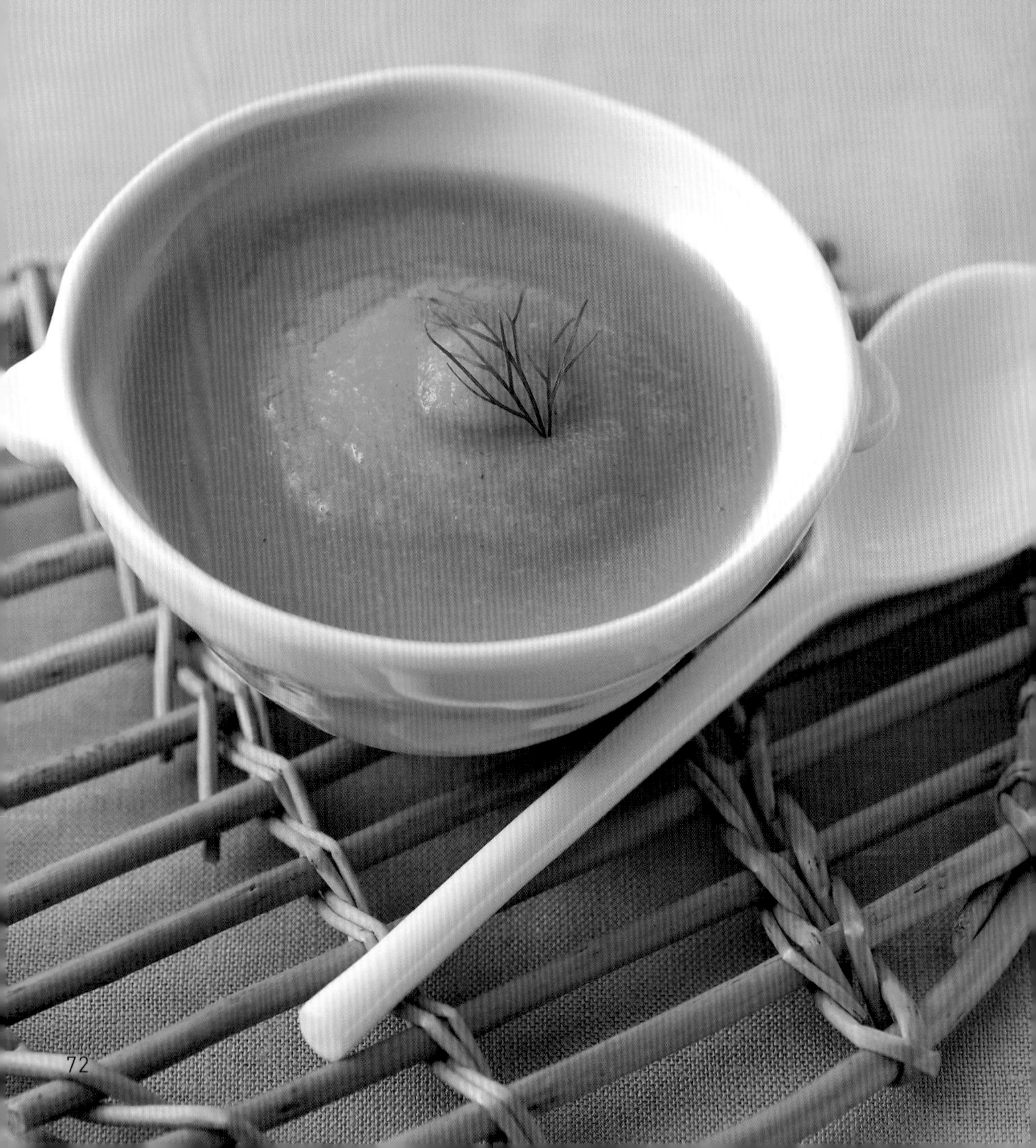

材料（一碗）

- 瘦肚湯湯底 …… 1杯
- A ┌ 雞高湯粉 …… 1/2小匙
  └ 水 …… 150ml

作法

1. 將瘦肚湯湯底和材料A以食物調理機打碎。

   Tips 若不愛吃蒜頭可省略不加。

2. 將步驟1的材料倒入耐熱容器中，輕輕包上保鮮膜後，以微波爐加熱約一分鐘，再攪拌均勻。

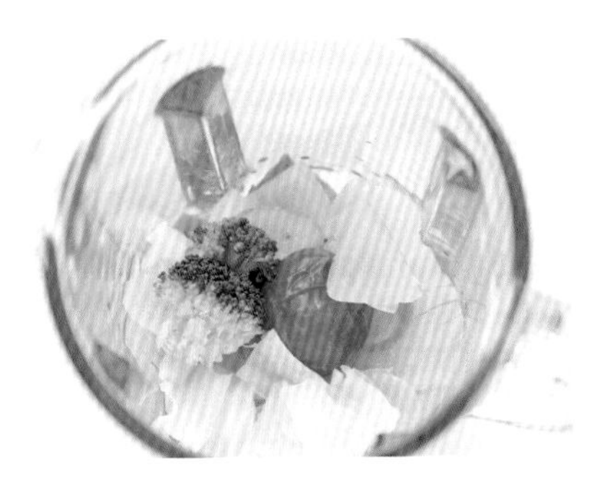

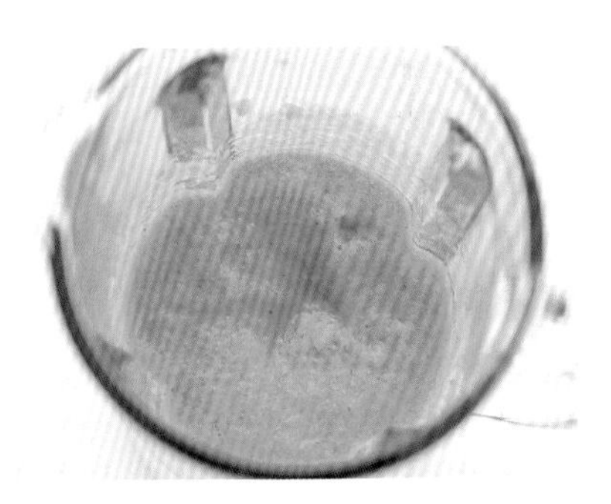

保存方式

可以一次做多一點，將瘦肚湯湯底打碎，再分成一餐的份量用密封袋冷凍保存。吃之前加入材料A溫熱即可。

「週末三日減肥計畫」：排毒餐表

早上用來排泄廢物，多喝不會造成腸胃消化負擔的濃湯，將體內毒素一掃而空！

建議多加海藻類、蕈菇類、青菜等瘦身力佳的食材，提升排毒力和代謝力。

瘦身湯喝幾碗都行，睡前三小時禁止飲食。

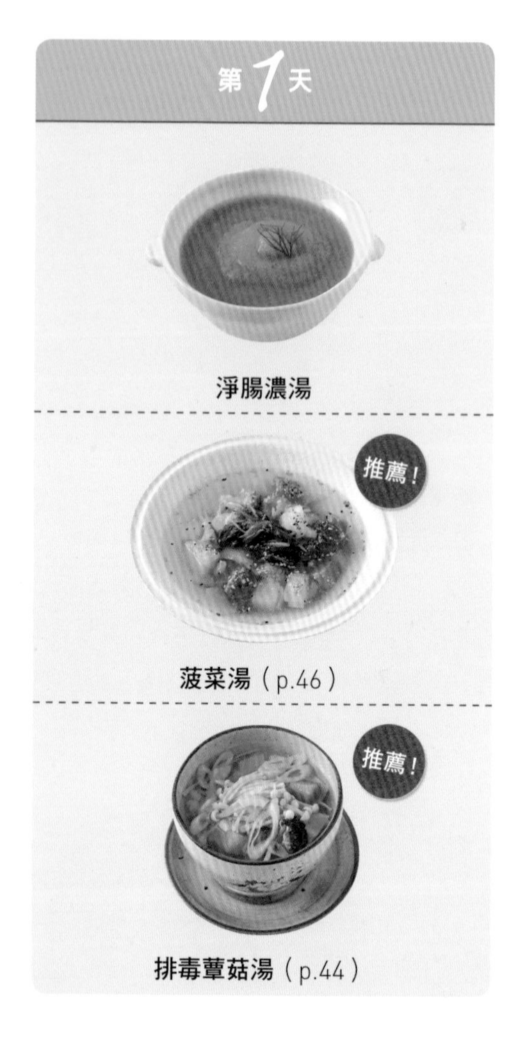

短期速成！輕鬆減肥成功的三大重點

1 三日時間充分排毒

為期三天的輕斷食，最能有效去除體內老廢物質及毒素，補充身體必需的營養，讓你從此擺脫貧血、情緒焦躁及身體不適。

2 多加瘦身食材

多加富含大量維生素及礦物質，蘊藏強大瘦身力的海藻類、蕈菇類及青菜，將體內毒素通通排除。

3 料理簡單

一次煮一大鍋，再冷凍起來保存，想吃時用微波爐加熱一下即可，省時省力沒壓力。

早上是用來排泄的時間，用「淨腸濃湯」讓身體清淨一下，
能補充必需營養素，兼具排毒效果，更能使代謝大幅改善。

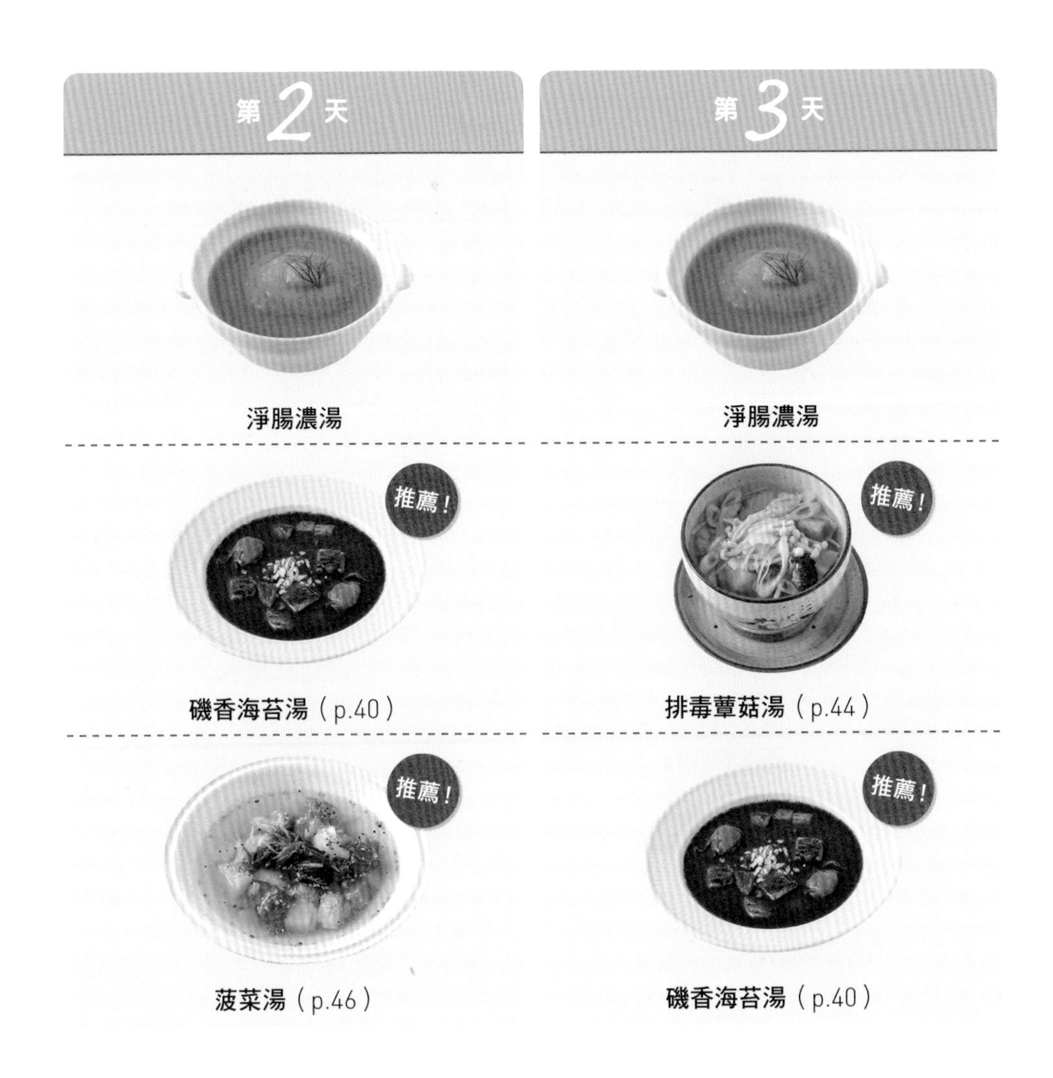

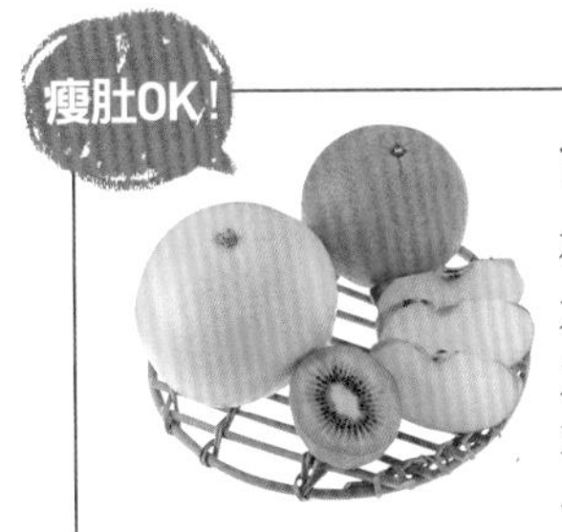

可以吃水果嗎？

水果只要控制在200g內就不成問題，大家不妨吃些富含維生素C，可預防壓力型肥胖的柳橙、葡萄柚、奇異果、草莓等水果，具整腸作用的蘋果則以一顆為限。但是嚴禁在晚上食用。

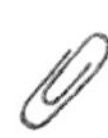

memo

持續三天的減肥計畫之後，不暢通的血液循環就能獲得改善，還能解除水腫及便祕等身體不適！

午餐隨意、輕鬆持續的「終極二週減肥計畫」

排毒期

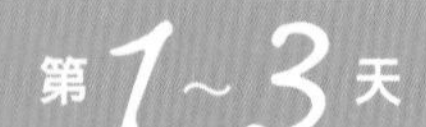

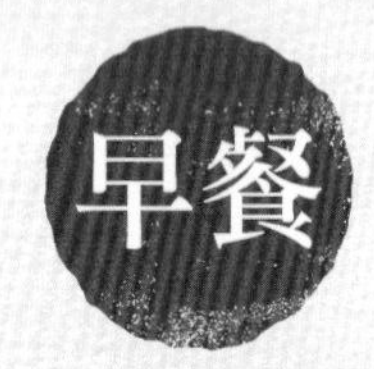

除了標準款瘦肚湯之外，
可以再吃200g水果。

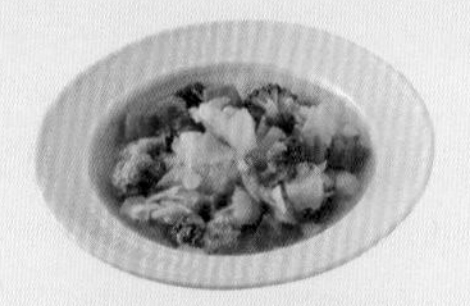

標準款瘦肚湯
(p.24)

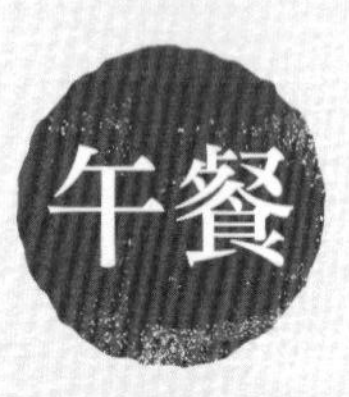

排毒期以魚、瘦肉、多
品項的日式定食為主。

日式定食
(白飯不超過半碗)

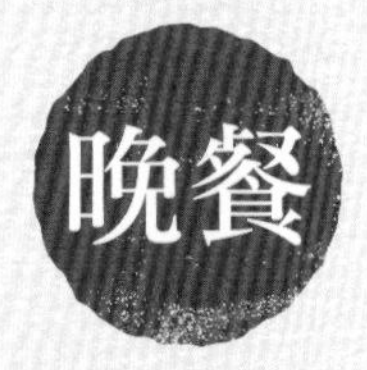

以瘦肚湯為主，睡前
三小時禁止飲食。

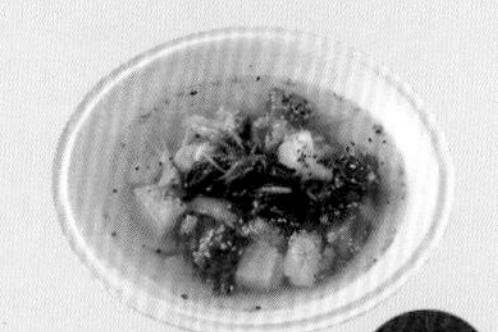

菠菜湯 推薦!
(p.46)

平日也能執行的二週減肥計畫，除了正常的減肥計畫之外，也為大家準備了能盡情聚餐喝酒，再排空歸零的減肥計畫，請大家花二週試試看吧！

脂肪燃燒期

第4~14天

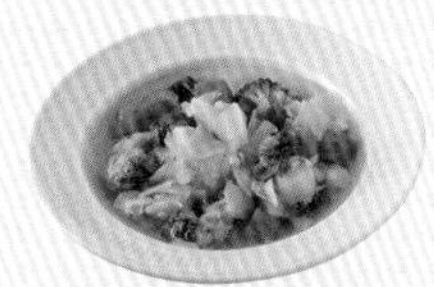

標準款瘦肚湯
（p.24）

想吃什麼就吃什麼

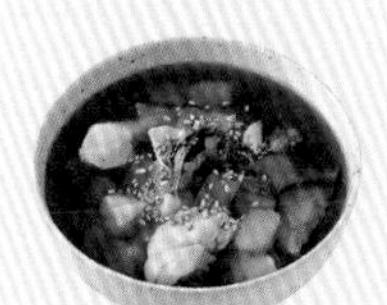

雞里肌柚子胡椒湯
（p.50）

注意事項

早晚喝瘦身湯，中午愛什麼就吃什麼。在排毒期須奠定易瘦體質的基礎，接著再迎向脂肪燃燒期。晚餐只要在瘦身湯裡加些個人愛吃的蛋白質，不但能使代謝變好，肌力也會提升！每一天再多加一道青菜、蕈菇類及海藻類的配菜，瘦身效果將愈發顯著。

瘦肚OK！

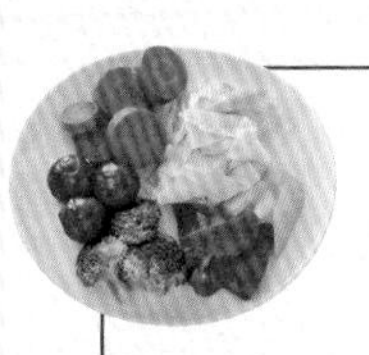

水果＆生菜和溫蔬菜

早上可以吃200g柑橘類、蘋果等當令水果。除了薯類以外的溫蔬菜及生菜也能想吃多少就吃多少。避免過度飲用會導致身體冷卻的冰水、咖啡，建議大家改喝紅茶或番茶等飲品。

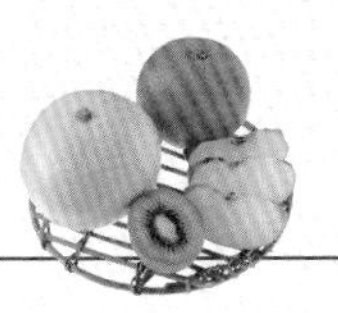

聚餐喝酒也能燃燒脂肪的

「排空歸零減肥計畫」

	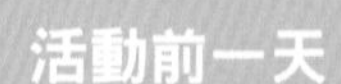 活動前一天	活動當天（聚餐喝酒等等）
 早餐	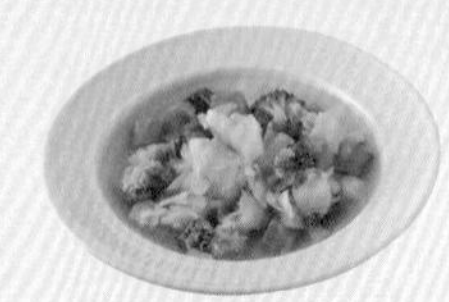 標準款瘦肚湯（p.24）	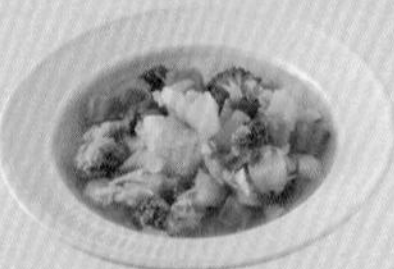 標準款瘦肚湯（p.24）
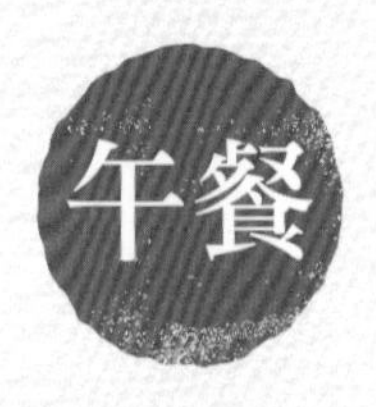 午餐	想吃什麼就吃什麼	簡易和食（不吃白飯）
 晚餐	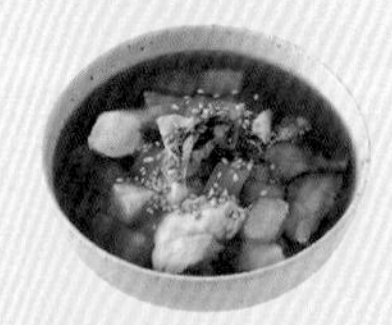 雞里肌柚子胡椒湯（p.50）	聚餐喝酒

過了頭三天的排毒期，進入脂肪燃燒期後，隨時參加活動都可以！

早餐一樣喝標準款瘦肚湯，午餐避開白飯，吃些容易消化的和食。

執行為期二週的減肥計畫時，就算碰到聚餐喝酒等活動也不必擔心。只要在聚餐喝酒的隔天，三餐都喝瘦肚湯，就能讓你排空歸零。就是因為能夠盡情享樂，所以才能讓人毫無壓力地堅持下去。

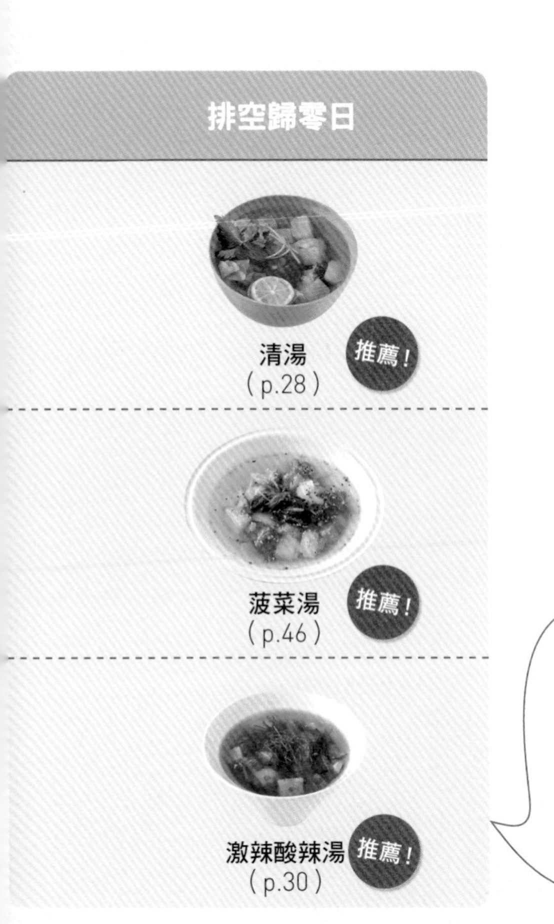

三餐都喝瘦肚湯。除了標準款瘦肚湯，也能變化成其他個人偏好的瘦肚湯。飲酒過量的隔天，最推薦大家喝些清湯，或是加了醋的激辣酸辣湯等瘦肚湯。

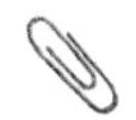

memo

有時因為出差洽公等因素，沒辦法喝瘦肚湯時，請以低醣、生菜沙拉及料多的湯品為主食。

靠瘦肚湯瘦下來！體驗成果報告

八名四十～五十歲的男女，挑戰瘦肚湯減重，
餐餐吃到飽，腰圍和體重卻出現大幅變化，短時間內展現出驚人成果！
吃得飽又輕鬆，目前每個人依舊持續喝瘦肚湯挑戰中！

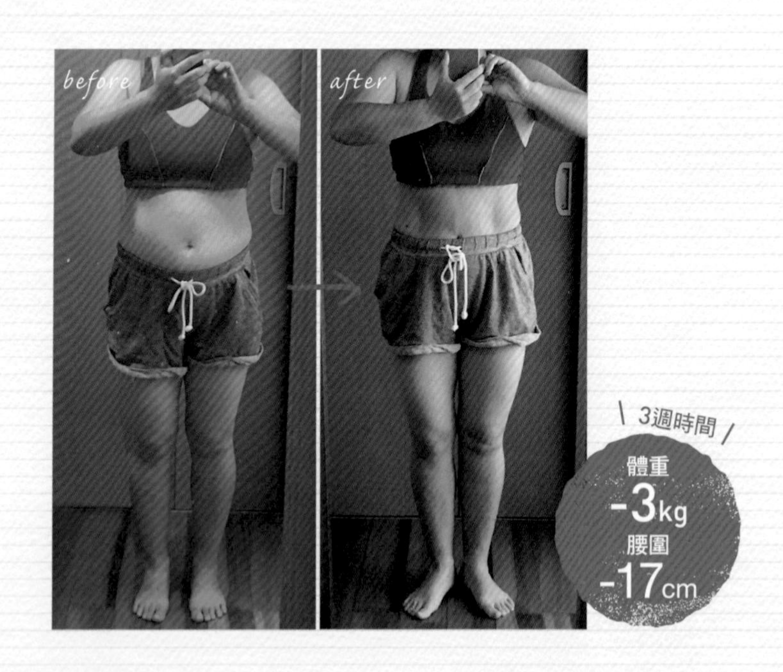

一個月後，肌膚年齡下降十三歲
人變瘦，實際感受到回春效果

我戒不掉吃零食的習慣，厭惡自己老是買市售便當來吃。過去試過限醣減肥法，但是令我頭暈腦脹，反而更想吃甜食，也曾試過許多限制飲食減肥法，但減掉1～2公斤後，竟又胖了3公斤，復胖惡夢周而復始。沒想到，後來我居然能靠瘦肚湯成功減重！本來以為一週過後體重不會再減輕，結果體重竟開始往下掉，令我受寵若驚，不僅想吃什麼完全不受限，瘦肚湯喝起來又超級美味，即便遇到聚餐喝酒，隔天就能排空歸零，完全不必擔心！

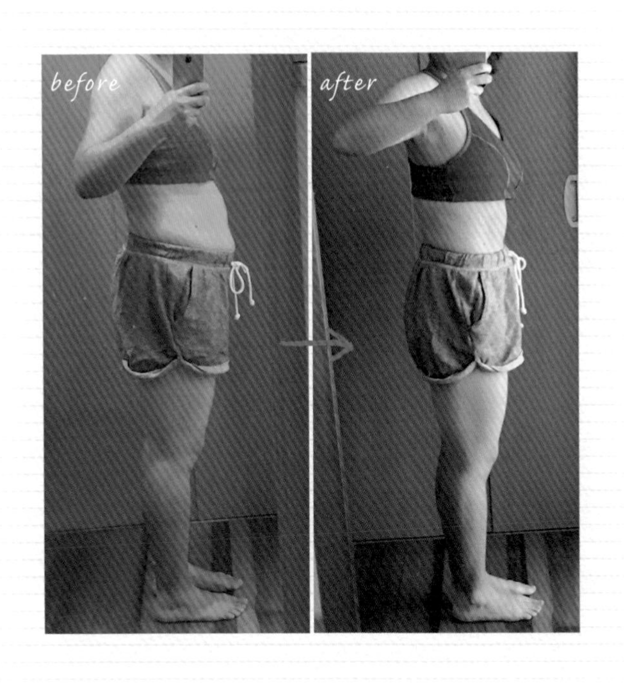

Case 1

岸原真由美 女士	45歲
身高	148.5cm
體重	53kg→50kg
腰圍	88cm→71cm

吃東西不再有罪惡感
隨心所欲控制體重

當初會想要減肥，是為了改變身材曲線與飲食喜好。我開始非常留意吃下肚的食物，後來肚子整個瘦了一圈，甚至連體脂肪也減少了。瘦肚湯能夠攝取到大量蔬菜，再加上味道也不錯，所以我才能輕鬆地堅持下去。如今我對吃東西不再有罪惡感，過食的情形也減少了。以往吃東西只是為了填飽肚子，現在我開始會去思考怎麼吃才會對身體有益，而且現在能夠隨心所欲控制體重，是我最引以為傲的成果。我想我會將瘦身湯當作一種排空歸零的飲食，這輩子都會一直喝下去。

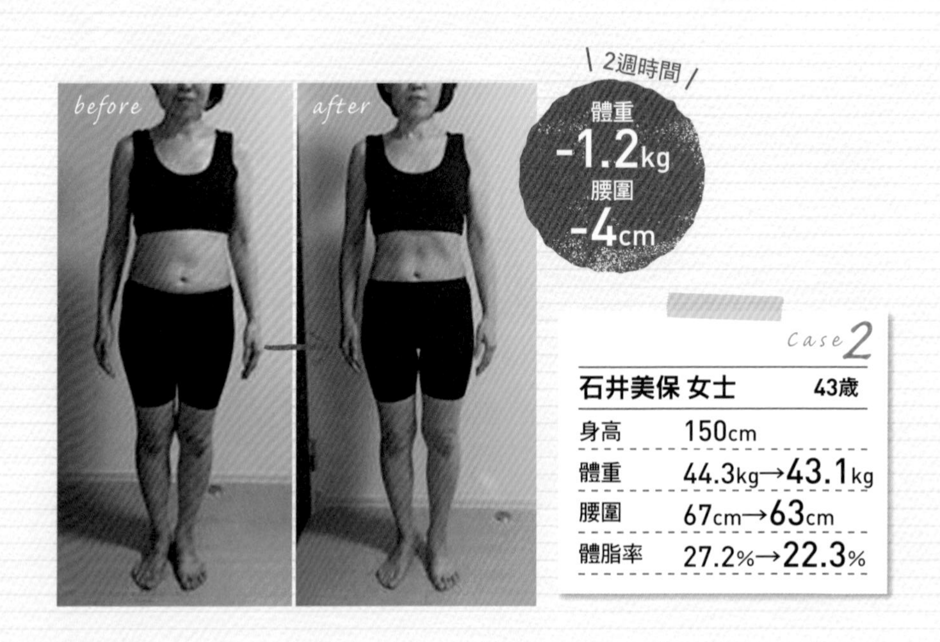

Case 2

石井美保 女士	43歲
身高	150cm
體重	44.3kg→43.1kg
腰圍	67cm→63cm
體脂率	27.2%→22.3%

半夜吃東西體重竟直直落
不再想吃油炸食物

我常在半夜吃宵夜，後來發現體重竟然從68公斤飆到了77公斤。之前也挑戰過嚴格控制飲食的減肥法，可是卻一再復胖。每次做一會兒運動就累得半死，這才讓我產生了危機感。喝了瘦身湯之後，不會讓我覺得因為肚子餓而壓力大，就算深夜喝湯，體重還是會順利往下掉。我發現身體變輕盈了，而且也實際感受到溫熱身體的效果。最叫我驚為天人的是，我不再想吃最愛的甜食及油膩食物。讓我們夫妻雙雙減肥成功，現在身心變得輕鬆又自在！

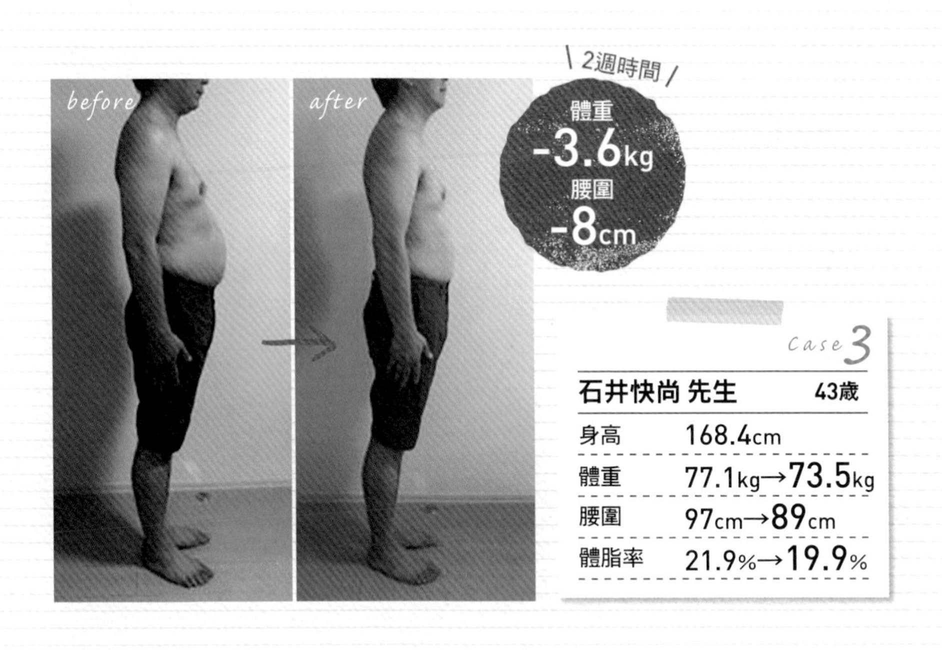

每天聚餐體重卻愈來愈輕
排空歸零很輕鬆

我曾經試過斷食減肥法，後來演變成暴飲暴食，差一點還因為狹心症小命不保。因為工作的關係，我晚上經常會去喝酒，無法減少飲酒的次數。但是我在隔天早餐及晚餐利用瘦肚湯加以調整之後，體重居然降下來了。通常下酒菜的炸物，我會改吃鹹味串燒，頂多就這樣，並沒特別努力減肥，體重還是順利往下掉。本以為減重就得刻苦耐勞才能成功，沒想到利用喝瘦肚湯的方式「吃吃喝喝也沒關係」，這點最令人激賞。瘦肚湯這種減肥法，我相信能讓我毫無壓力輕輕鬆鬆地持續下去。

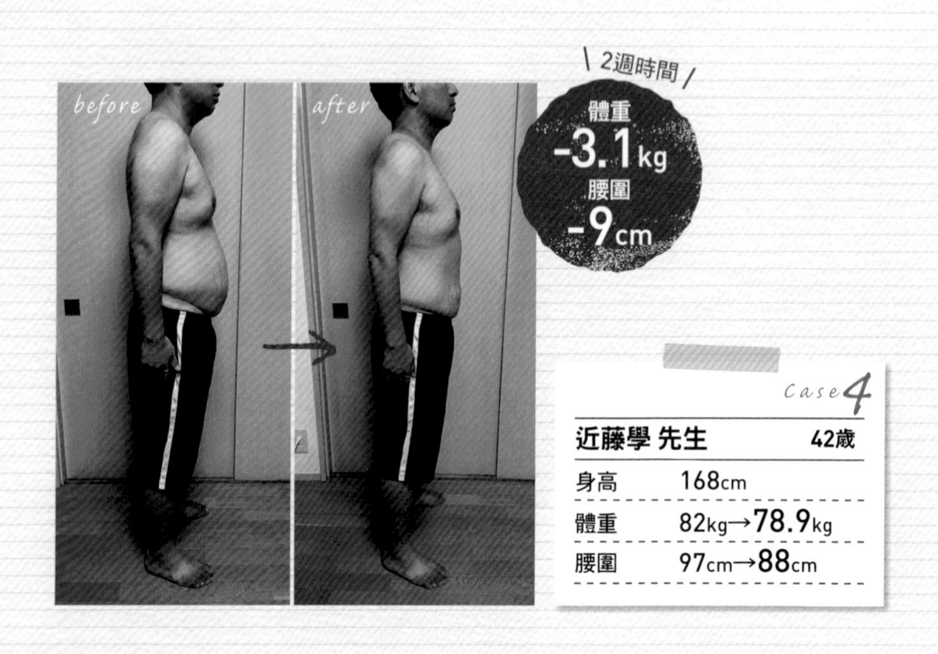

Case 4

近藤學 先生	42歲
身高	168cm
體重	82kg→78.9kg
腰圍	97cm→88cm

不擅料理又討厭收拾
也能輕鬆瘦

舉凡酵素飲品、早餐吃香蕉、不吃碳水化合物，上述這些減肥法都得挨餓，所以我總是受不了而飽受挫折。我只有三分鐘熱度，個性又很懶散，因此瘦肚湯能夠做起來冷凍保存，真的讓我覺得很方便，減輕了我下廚的壓力。頭三天我還是會覺得肚子餓，但是經過二至三週後，出人意料的是我不再想吃甜食及零食，而且吃一點點東西就覺得很飽了。瘦肚湯天然無添加物，還能攝取到大量蔬菜，讓人很放心。我覺得蔬菜吃起來不但美味，還能讓我的飲食生活更均衡。

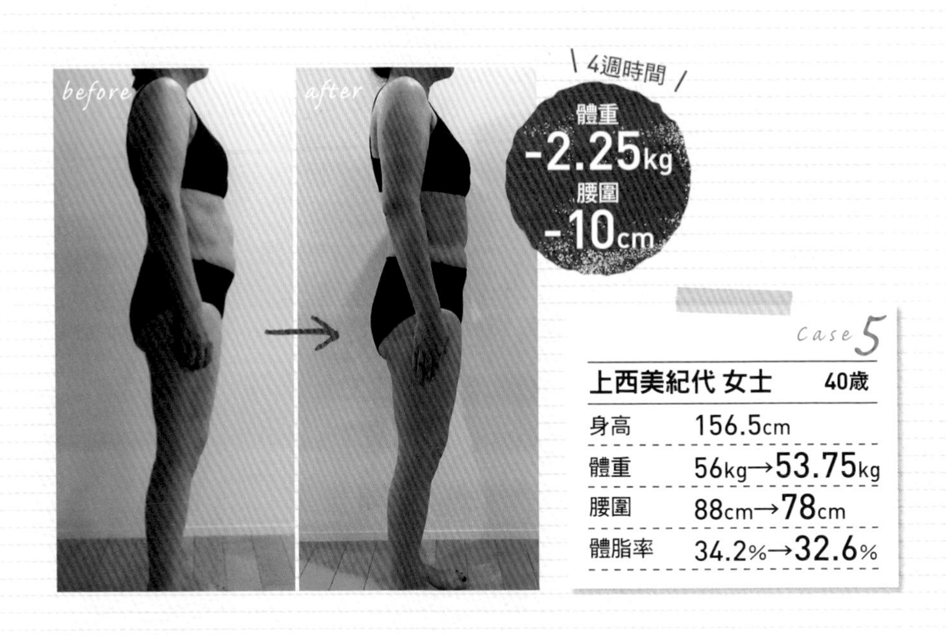

上西美紀代 女士	40歲
身高	156.5cm
體重	56kg→53.75kg
腰圍	88cm→78cm
體脂率	34.2%→32.6%

一碗湯改變人生
充分體會飲食習慣的重要性！

我在產後逐漸發胖，實行限醣飲食減肥法又會讓我情緒焦躁，無法持之以恆。但是一邊吃還能一邊瘦下來的瘦肚湯，我相信我能一直喝下去。大約過了三週後，我的體重就少了3kg，一週後更持續掉了2.2kg！朋友都說我變瘦了，周遭的人看我的眼神也都變得不一樣。就算稍微過食，我還是能夠用積極的想法，告訴自己喝瘦肚湯調整回來就好。基本瘦肚湯還能簡單作變化，因此雖然現在我已經不需要減肥了，還是每天繼續在喝瘦肚湯。

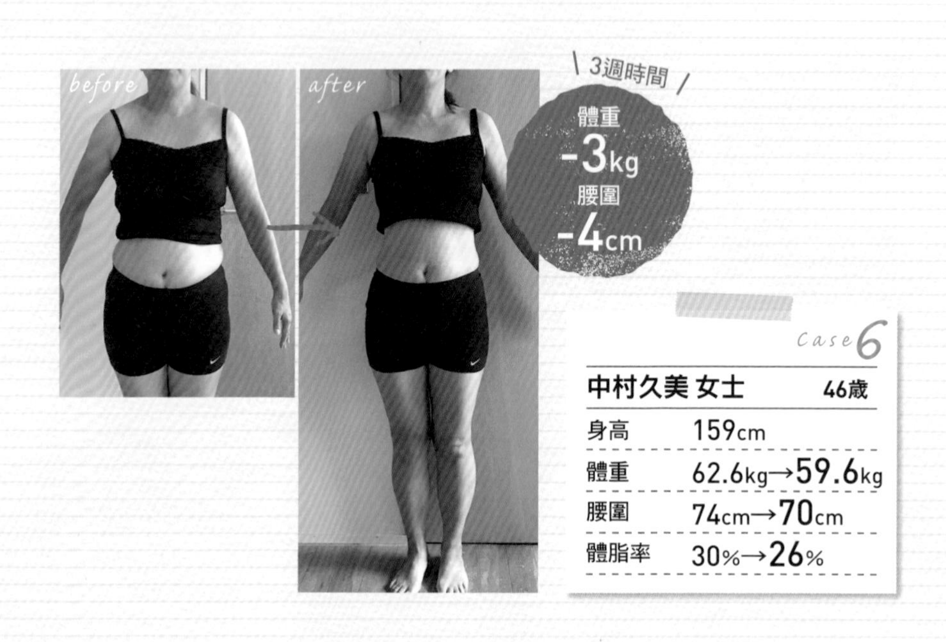

Case 6

中村久美 女士	46歲
身高	159cm
體重	62.6kg→59.6kg
腰圍	74cm→70cm
體脂率	30%→26%

慢性便祕完全擺脫！體重奇蹟往下掉

年過50之後，就算沒吃什麼東西，體重還是一直增加，可是著重蛋白質的減重法會讓膽固醇飆高，實在讓我很煩惱，不知道如何是好。過去我完全不知道，缺乏營養會害人瘦不下來，只要能均衡攝取營養，代謝變好自然能變瘦。喝瘦肚湯最大的好處，就是惱人的排便變得好順暢，也不會冒出想吃零食的念頭。而且瘦肚湯作法簡單，還能自由變化，讓人喝得很開心。我的減肥人生，終於能在此告一個段落了。

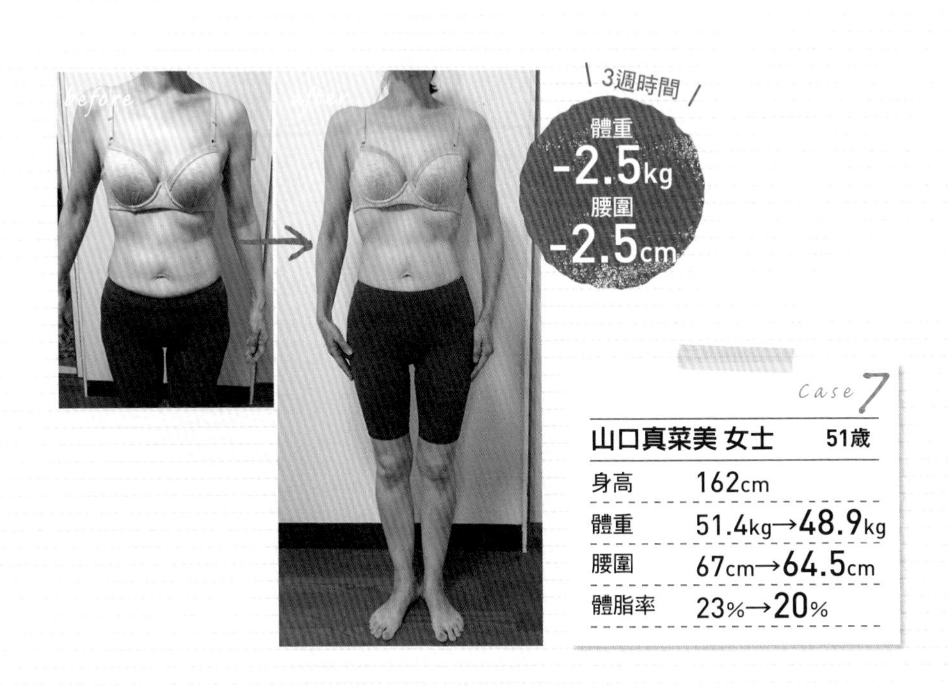

Case 7

山口真菜美 女士	51歲
身高	162cm
體重	51.4kg→48.9kg
腰圍	67cm→64.5cm
體脂率	23%→20%

／專欄／
「瘦肚」秘技

正確搭配碳水化合物，讓你吃飯也能瘦！

白飯、麵條、義大利麵及麵包等食物，說穿了全部都是醣類。這些碳水化合物會使人發胖，但是一口都不吃卻會造成反效果。一直忍著不吃，會導致壓力過大，使人過食，就算瘦下來了，又會馬上復胖。

所以在這裡要教大家，如何搭配一碗飯的碳水化合物，讓你吃到飽也能瘦下來。只要將半碗白飯摻進豆腐、蒟蒻絲、白蘿蔔及蕈菇類，低醣且低卡的白色食材增加份量，保證能讓你身心大滿足又不會有罪惡感。

另外也能摻入內含維生素、礦物質、食物纖維的五穀雜糧、糯麥幫助代謝，或是加進羊栖菜及海帶芽等海藻類，使營養價值更高！這樣代謝自然會變好，幫助你擁有易瘦體質，使肌膚更美麗。

留意進餐順序，等到沙拉、湯品及配菜吃完後再吃碳水化合物，延緩血糖上升速度，才能避免發胖。除了米飯之外，也能選擇內含麩皮的全麥麵包、裸麥麵包或是全麥義大利麵，即可解除便祕及水腫現象，也能有助於改善體質。

瘦身「白飯」

盛入半碗白飯，再於碗中加入豆腐或金針菇，這樣就能吃到整整一碗白飯，讓人大大滿足。

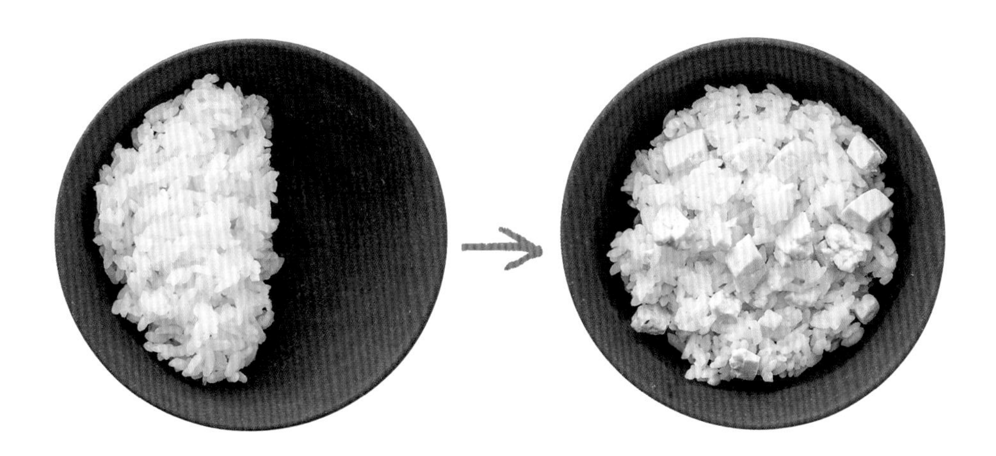

作法

1. 將嫩豆腐（50g）切小塊、板豆腐（50g）瀝乾水分後壓碎。
2. 將步驟1的材料倒入耐熱容器中，輕輕包上保鮮膜後，以微波爐加熱三十秒～一分鐘。
3. 將半碗白飯（80g）與步驟2的材料倒入碗中攪拌均勻。

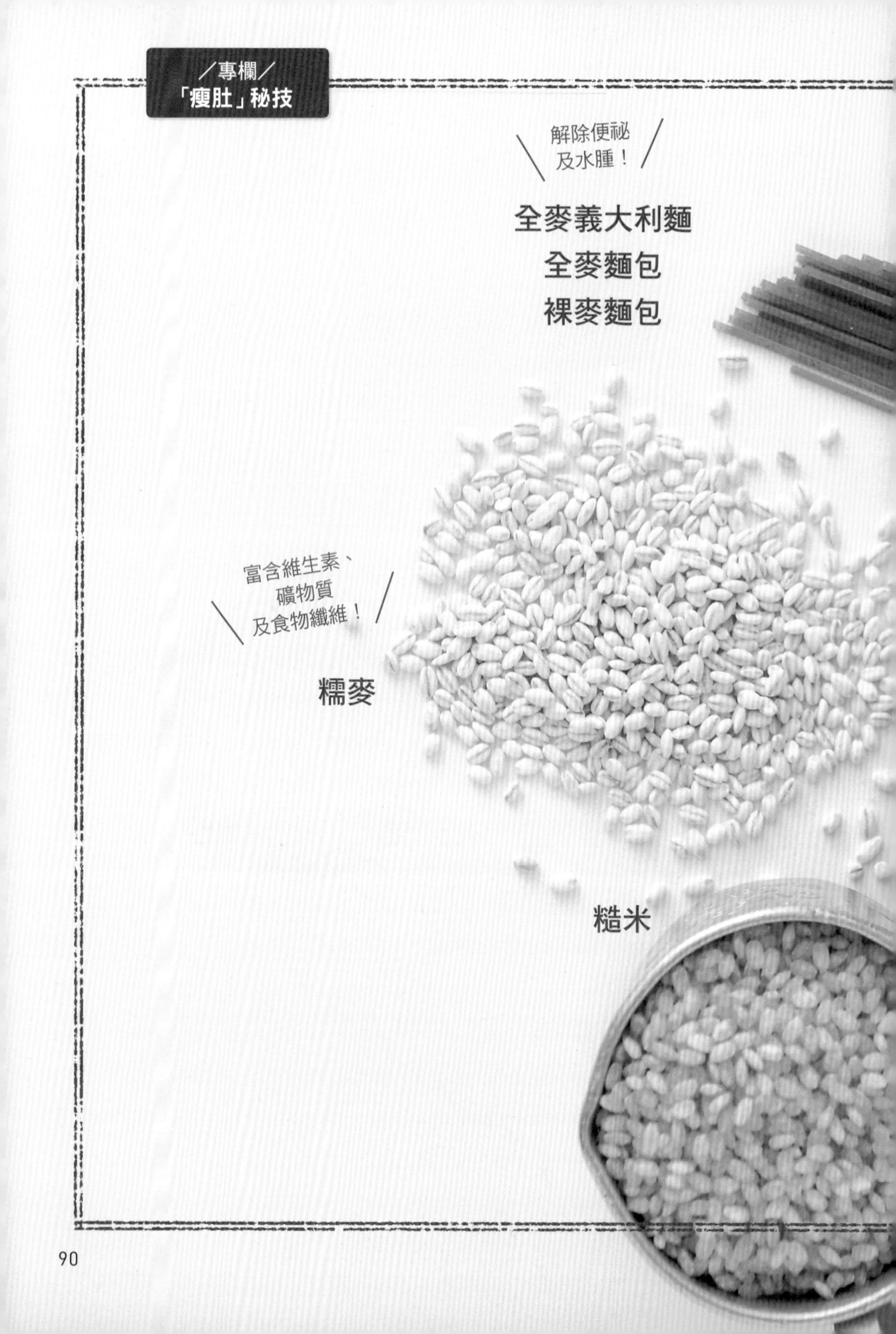
/專欄/
「瘦肚」秘技
解除便祕
及水腫！
全麥義大利麵
全麥麵包
裸麥麵包
富含維生素、
礦物質
及食物纖維！
糯麥
糙米

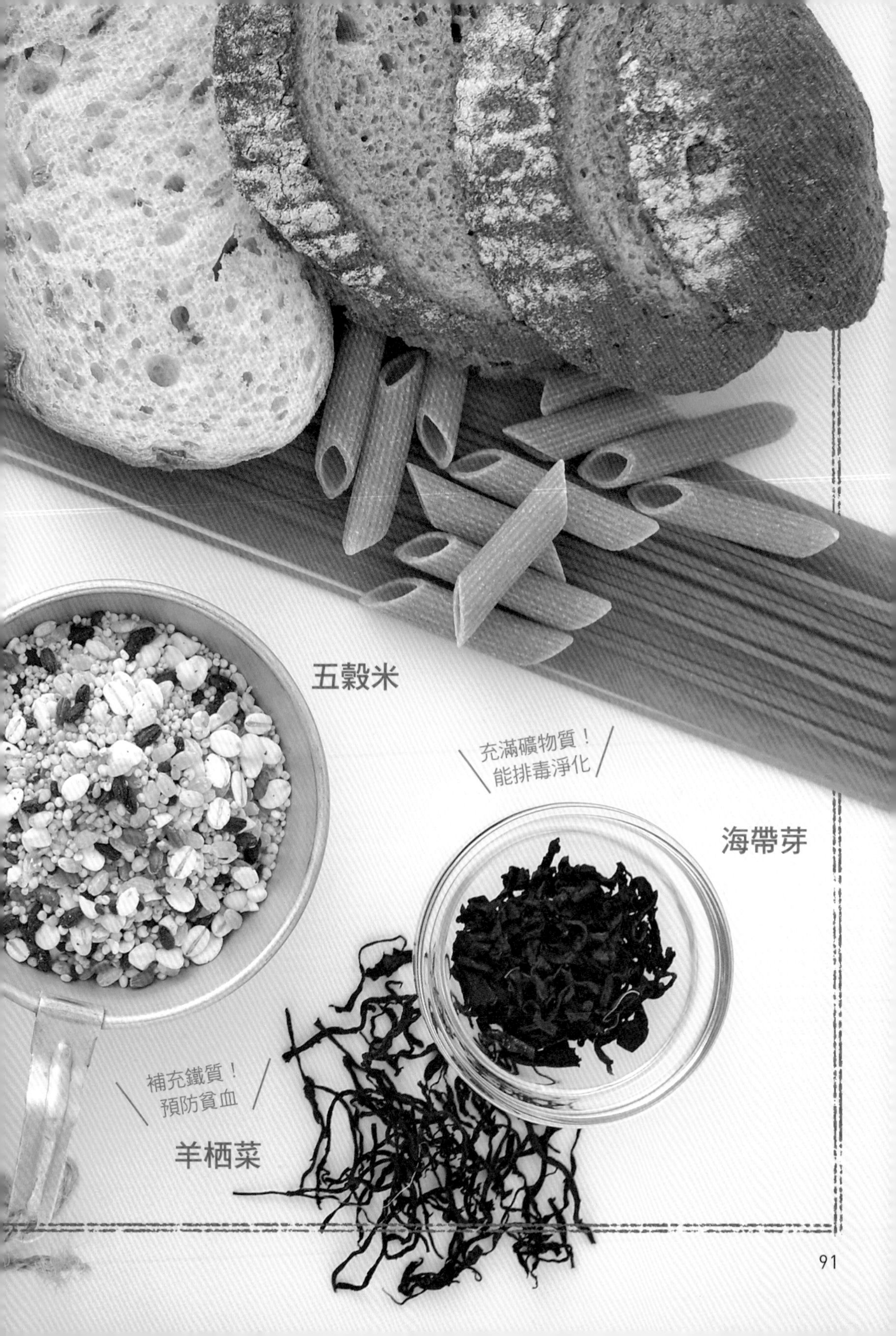
五穀米
充滿礦物質！
能排毒淨化
海帶芽
補充鐵質！
預防貧血
羊栖菜

／專欄／
「瘦肚」秘技

靠增量技巧，「蔬菜麵」讓你大大滿足！

含有大量膳食纖維！
口感豐富令人大滿足

牛蒡

切絲後泡水，再倒入耐熱容器中。
以30g為例：加入3大匙水，輕輕包上保鮮膜後，以微波爐加熱五分鐘左右。

內含促進代謝的胡蘿蔔素及維生素B群

櫛瓜

糖蛋白質EA6
可抑制癌症

金針菇

切絲後倒入耐熱容器中。
以30g為例：加入3大匙水，輕輕包上保鮮膜後，以微波爐加熱三分鐘左右。

靠維生素C預防感冒。
汆燙十秒鎖住營養

豆芽菜

含大量食物纖維改善便祕
生吃能改善胃脹不適

白蘿蔔

富含β-胡蘿蔔素
增強免疫力、美化肌膚

紅蘿蔔

和瘦肚湯
一起微波加熱後
享用吧！

用蔬菜處理器或菜刀將蔬菜及蕈菇類切絲，
使體積增加，營養及口感立馬提升！
接下來為大家介紹其他低卡又能滿足口腹之欲的增量食材。

靠非水溶性及水溶性食物纖維，排出多餘脂肪
寒天麵

含有豐富胺基酸
有助於減脂增肌
高野豆腐
用水泡發後切成細長狀

零醣又低卡
食物纖維還能消除便祕
無澱粉麵

β-葡聚糖能將多餘毒素及有害物質排出體外
杏鮑菇

低卡、低脂、低醣
還能抑制血糖上升
蒟蒻絲

／專欄／
「瘦肚」秘技

選對酒，怎麼喝也不會胖！

酒是酒精性飲料，熱量很高，也稱作空熱量食物，能促進血液循環，使體溫升高，一下子就會被身體消耗掉。問題出在酒精之外的原料，應避免高醣的啤酒及日本酒，也要留意別吃太多會導致發胖的醣類下酒菜及醣類配脂質下酒菜！

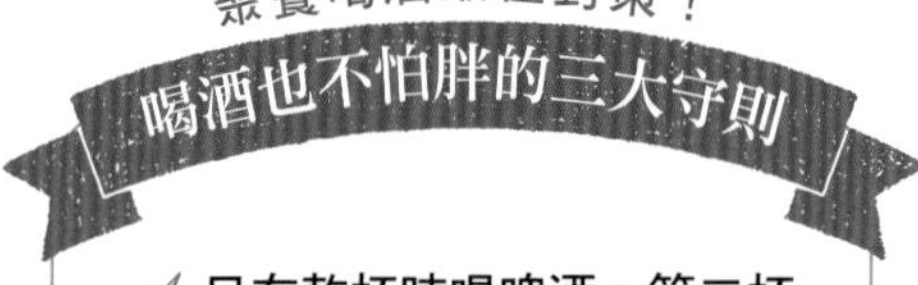

1 只在乾杯時喝啤酒，第二杯之後要改喝蒸餾酒。

2 下酒菜避免吃「醣類」、「醣類加脂質」。

例如 ✕ 炸雞、馬鈴薯沙拉、洋芋燉肉

○ 起司、堅果類（無鹽）、串燒（鹽味）、生魚片、泡菜、醋拌海蘊

3 別喝太多，微醺就好！

不易發胖的酒類選擇

- 紅酒（辣口）
- 蒸餾酒（燒酎、泡盛、白蘭地、威士忌、龍舌蘭酒、蘭姆酒等等）
- 零醣啤酒

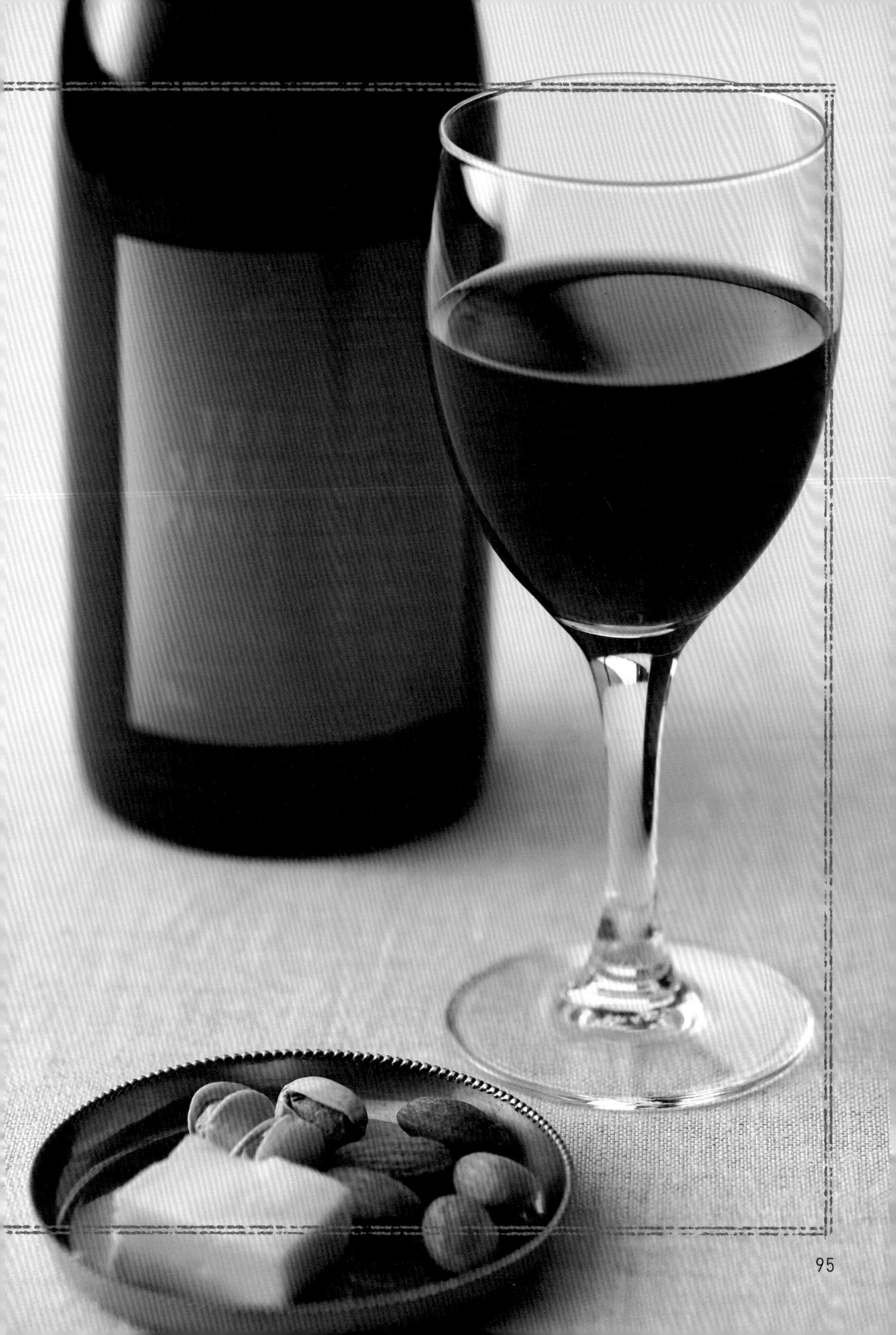

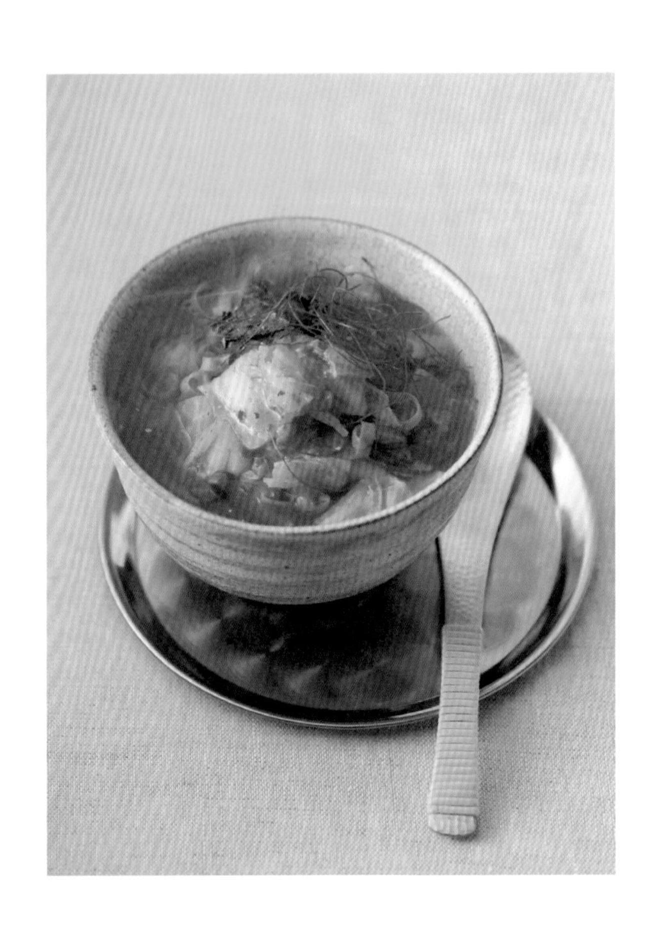

Part 3

對症款瘦肚湯

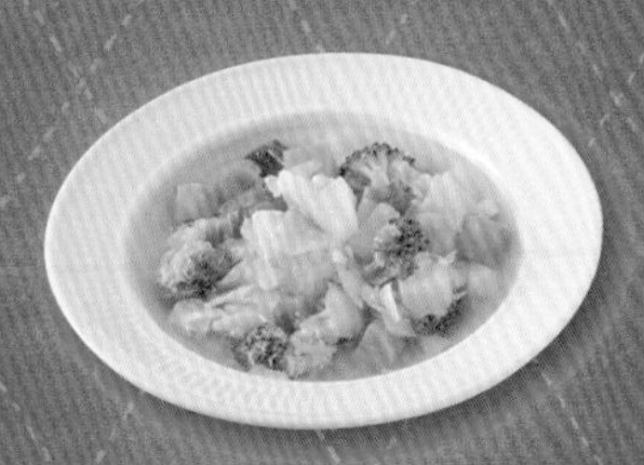

讓你變美又健康的多效瘦肚湯

光靠瘦肚湯覺得不夠滿足，想要變得更美更健康的人，請參考對症下藥的「多效瘦肚湯」實現你的夢想。馬上為大家介紹各種推薦食材及其功效。

＼ 想要更美更閃耀動人 ／

回春瘦肚湯

這道抗氧化瘦肚湯著重於食材的繽紛色彩，因為食材中的色素，含有豐富的抗氧化成分植化素，有助於預防老化。

anti-aging

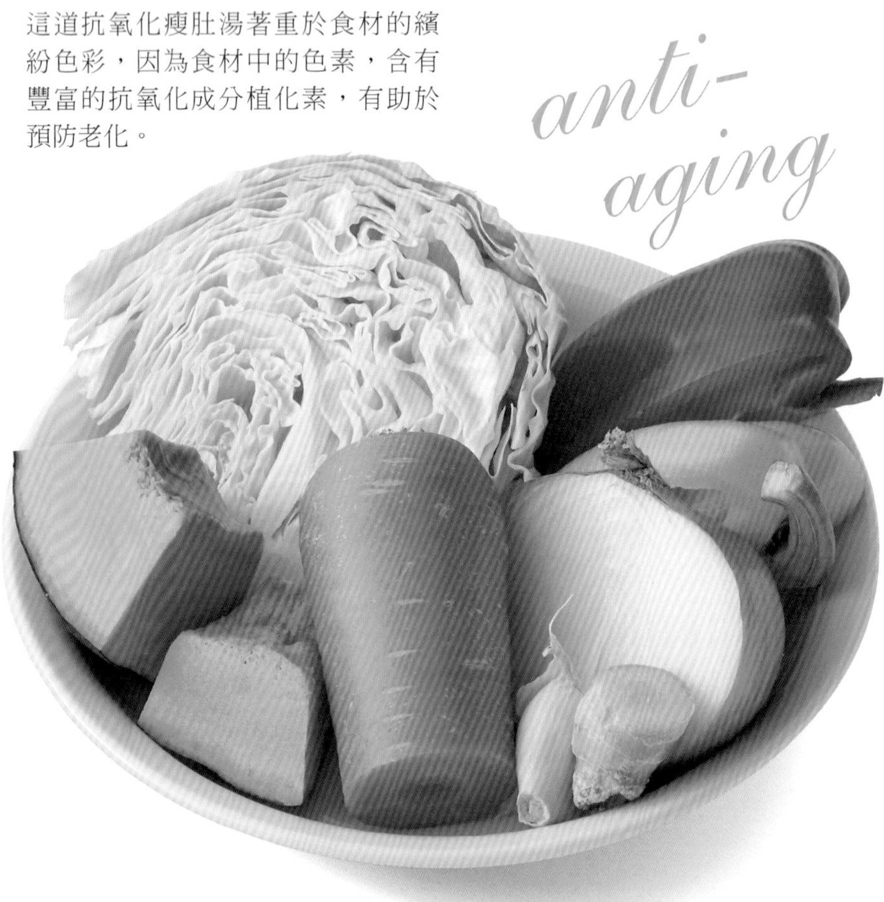

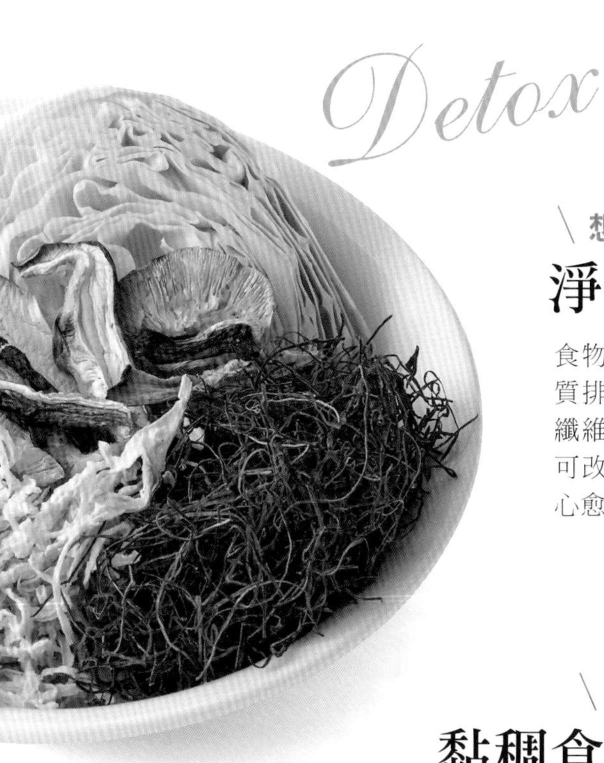

Detox

＼想從體內淨化排空／

淨腸排毒瘦肚湯

食物纖維能將體內毒素及老廢物質排出體外，關鍵在於非水溶性纖維和水溶性纖維這二種成分，可改善排便情形，愈吃讓你的身心愈輕盈。

＼想要降低血糖值／

黏稠食材，降血糖瘦肚湯

黏稠食材富含黏液素，能防止血糖上升避免發胖，口感極佳，除了加入瘦肚湯中，還能廣泛用於各式料理。

Blood Sugar

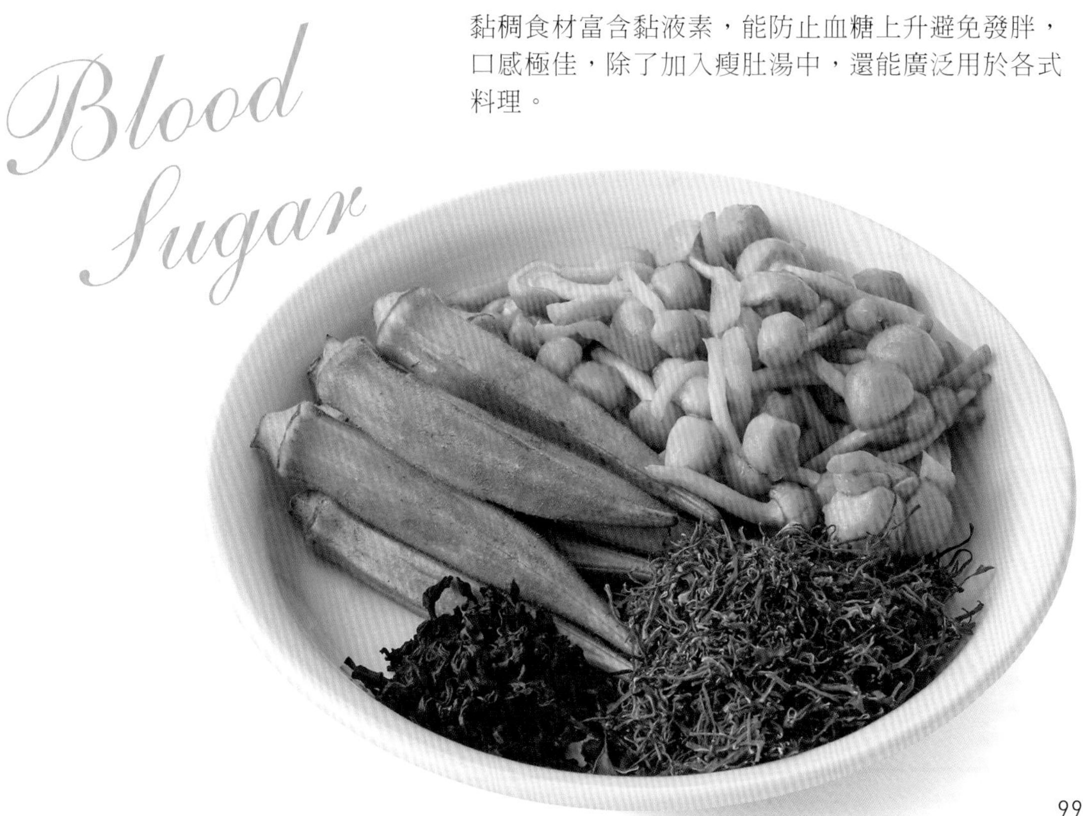

抗氧化特製款

回春瘦肚湯湯底

五彩繽紛的食材，隨著年齡增長你也能愈發美麗！
天然色素能美化肌膚、預防老化，還能提升免疫力。

材料（五份）

紅蘿蔔……2條
洋蔥……1顆（大的）
高麗菜……1/4顆
南瓜……1/6個
甜椒……紅、黃各1/2顆
蒜頭、生薑（薄片）
……各1小塊
（軟管包裝各2cm亦可）
鹽……1/2小匙
水……100ml

＊冷藏保存五天

＊冷凍保存二週

高麗菜
富含維生素C，能預防肌膚粗糙，並美化肌膚

洋蔥
使血液清澈，有效讓血管變年輕

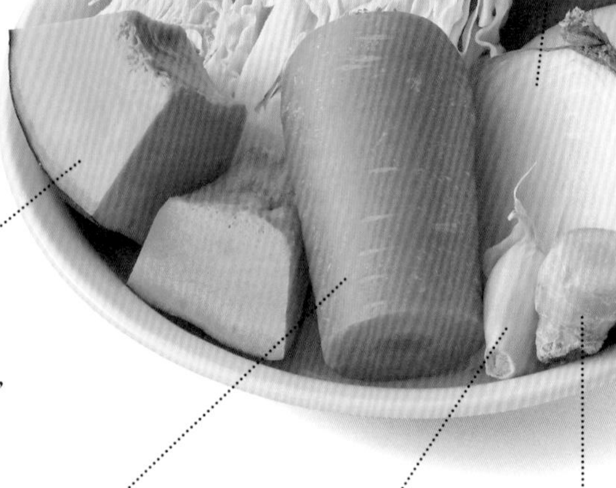

南瓜
內含維生素A、C、E，為有助回春的萬能食材

紅蘿蔔
內含β-胡蘿蔔素，可防止肌膚乾燥及黯沈

蒜頭
藉由強大的抗氧化力預防細胞老化

生薑
薑油能改善血液循環，使代謝變好

作法

1 南瓜容易煮爛，須切成大塊，其餘蔬菜切成約2cm大小的塊狀。

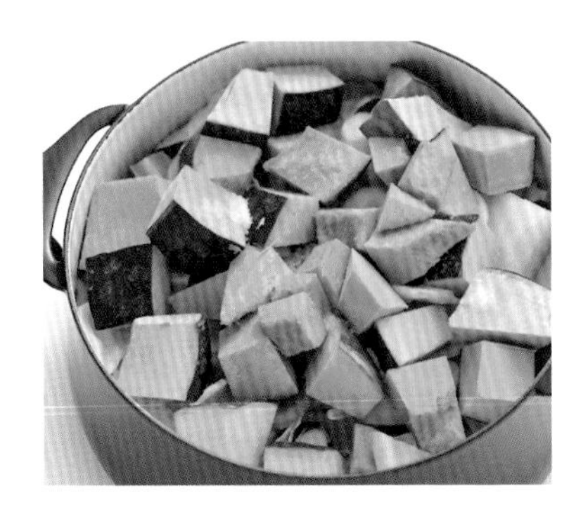

2 將所有材料倒入大鍋中(南瓜擺在最上層)，加入水後蓋上鍋蓋。

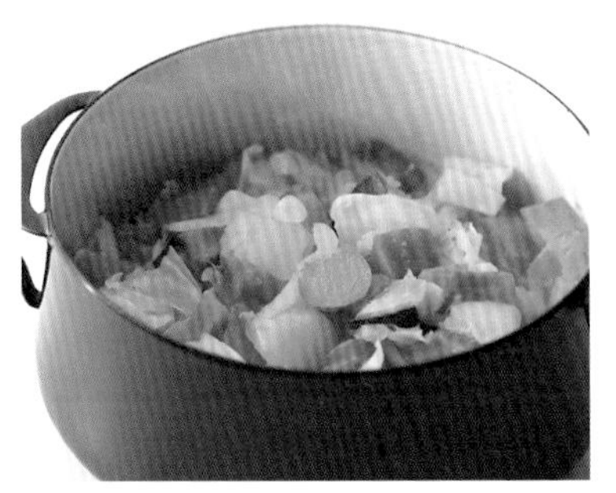

3 以大火加熱，沸騰後轉成小火，煮二十至二十五分鐘，直到所有蔬菜煮熟為止(加熱期間會散發出香味，等到紅蘿蔔煮軟即可)。

4 稍微放涼後，倒入保存容器中存放。

anti-aging

回春瘦肚湯

含大量抗氧化成分！用五彩蔬菜打造美人肌

材料（一碗）

- 回春瘦肚湯湯底……1杯
- 高湯粉……1/2小匙
- 水……150ml
- 黑胡椒……少許

作法

1. 將黑胡椒以外的材料倒入耐熱容器中，輕輕包上保鮮膜後，以微波爐加熱約二分三十秒，再攪拌均勻。
2. 在步驟1的材料中加入黑胡椒。

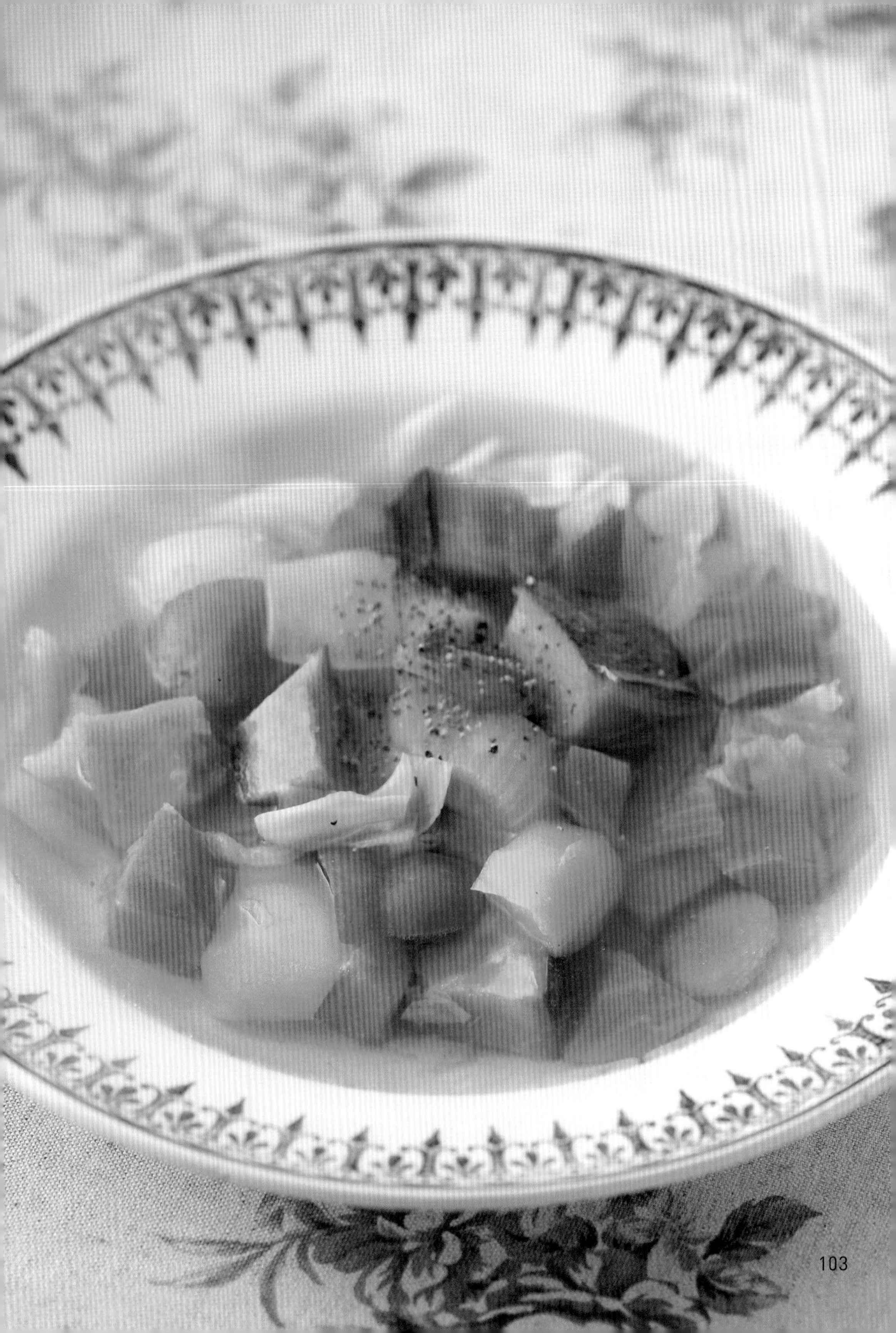

SOUP no.2

酪梨墨式風味瘦肚湯

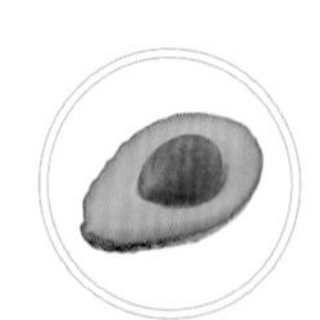

用芳香肉桂燃燒脂肪

材料（一碗）

- 回春瘦肚湯湯底……1杯
- 酪梨……1/3顆
- 肉桂粉……少許
- A
  - 高湯粉……1/2小匙
  - 辣椒醬……1/2～1小匙
  - 水……150ml

作法

1. 將酪梨去皮，並切成一口大小。
2. 將回春瘦肚湯湯底和材料A倒入耐熱容器中，輕輕包上保鮮膜後，以微波爐加熱約二分三十秒，再攪拌均勻。最後加入步驟1的材料和肉桂粉。

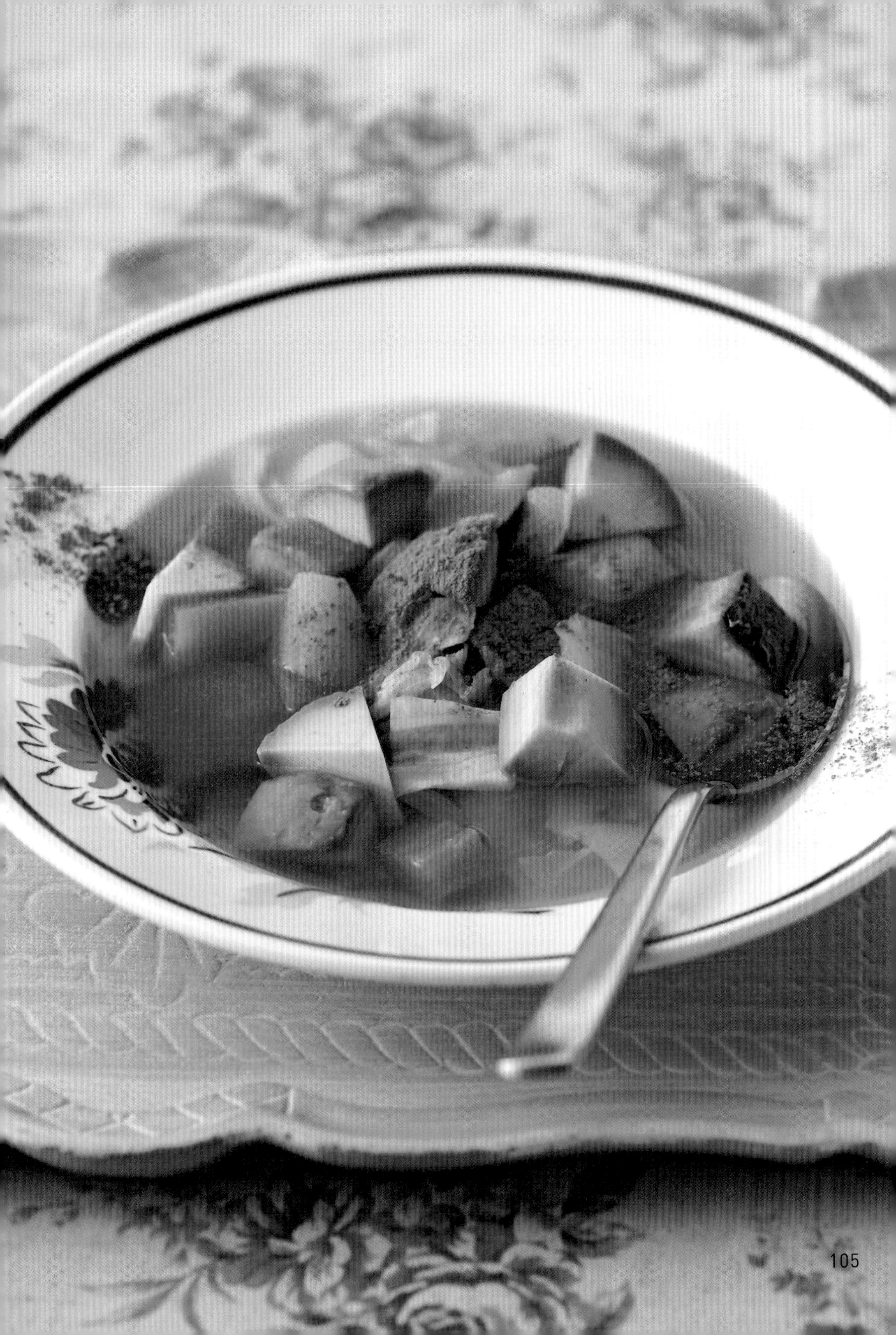

淨腸排毒特製款

排毒瘦肚湯湯底

攝取非水溶性纖維和水溶性纖維，
將體內毒素及老廢物質排出體外改善排便情形，
愈吃讓你的身心愈輕盈

材料（五份）

蘿蔔乾……1袋（30g）
昆布細絲……10g（乾燥）
乾香菇絲……2片
高麗菜、洋蔥（一口大小）
……各100g
蒜頭、生薑（切薄片）各1小塊
水……300ml

＊冷藏保存一週

＊冷凍保存二週

乾香菇
β-葡聚糖能促進腸道蠕動

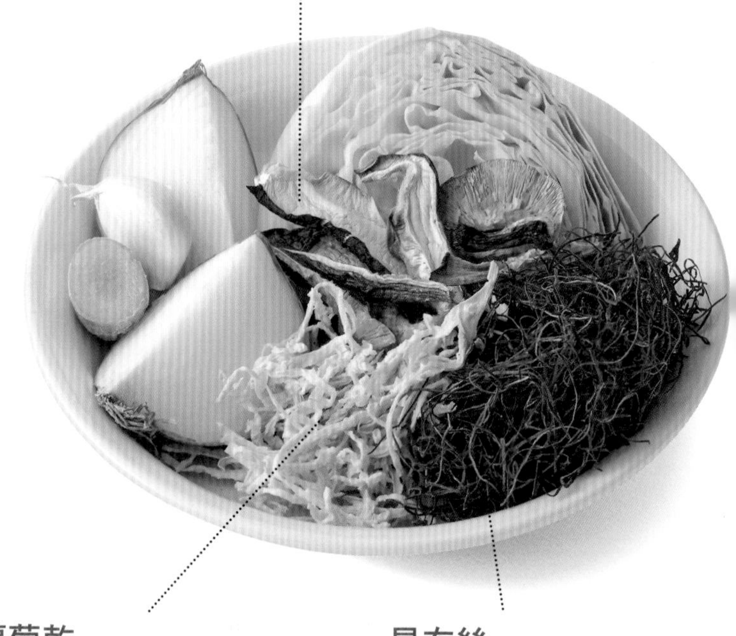

蘿蔔乾
木質素可去除體內老廢物質

昆布絲
褐藻醣膠能調整腸道健康

作法

1

將所有材料倒入鍋中，蓋上鍋蓋後開大火。沸騰後轉小火，煮約二十分鐘左右。※由於材料為乾貨，當份量中的水無法淹過材料時，請加水至淹過材料為止。

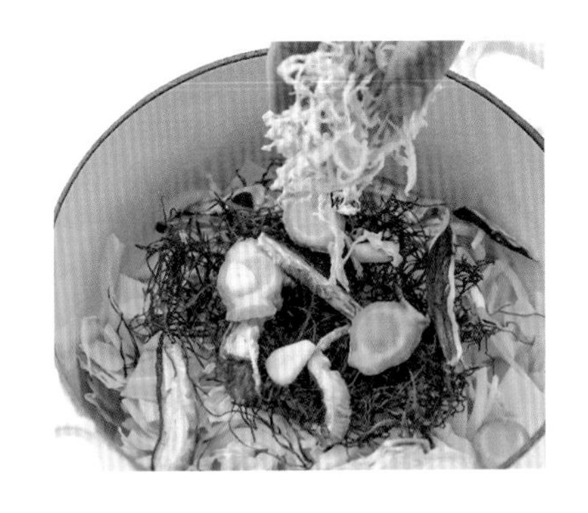

2

熄火後整鍋拌勻，待稍微放涼再倒入保存容器中存放。

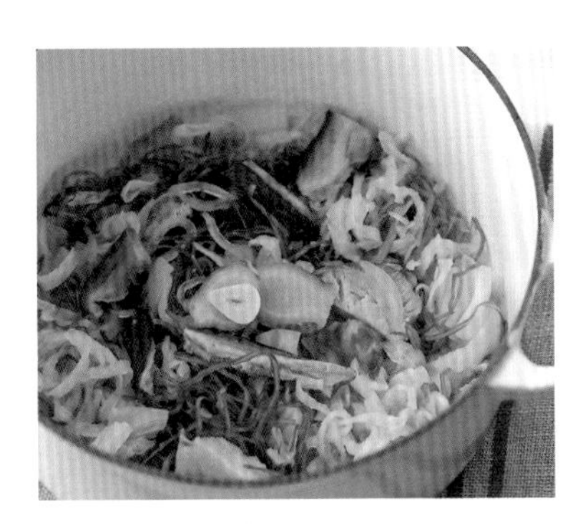

Detox

SOUP no.3

乾貨排毒瘦肚湯

靠食物纖維調整腸道健康

材料（一碗）

- 乾貨排毒瘦肚湯湯底……1杯
- 雞高湯粉……1/2小匙
- 水……150ml

作法

1. 將所有材料倒入耐熱容器中，輕輕包上保鮮膜後，先以微波爐加熱約二分三十秒，再攪拌均勻。

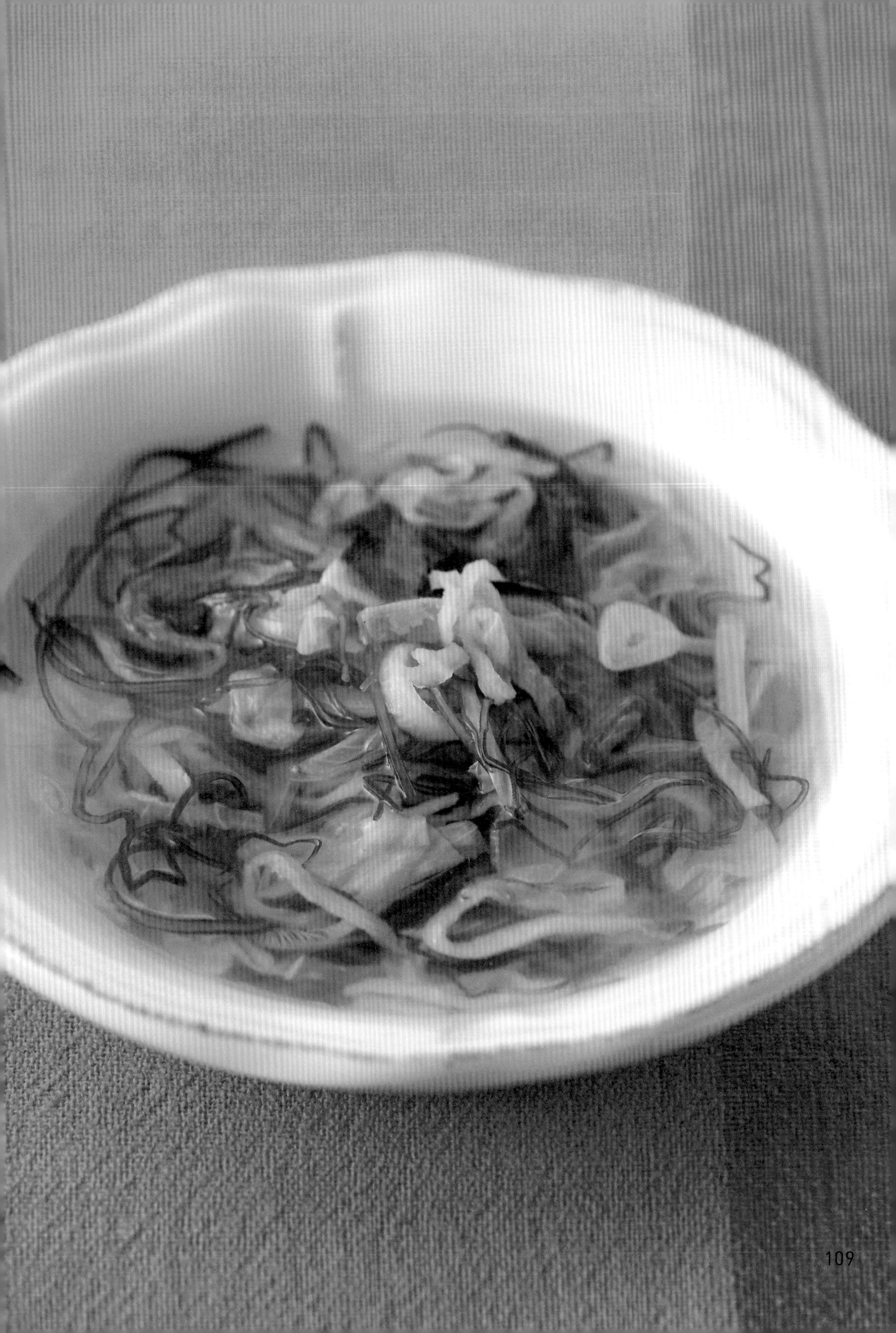

SOUP no.4

高野豆腐排毒瘦肚湯

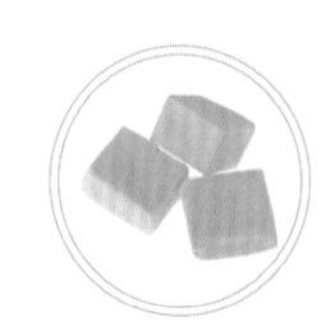

利用大豆調節女性賀爾蒙，呵護生理期不適

材料（一碗）

- 乾貨排毒瘦肚湯湯底……1杯
- 高野豆腐（已切塊的產品）……6塊
- 豆漿（成分無調整）、水……各100ml
- 雞高湯粉……1/2小匙
- 醬油……1小匙

作法

1. 將高野豆腐用水泡發。
2. 將豆漿以外的所有材料倒入耐熱容器中，輕輕包上保鮮膜後，以微波爐加熱二分鐘左右。
3. 在步驟2的材料中加入豆漿，再次加熱約三十秒後攪拌均勻。

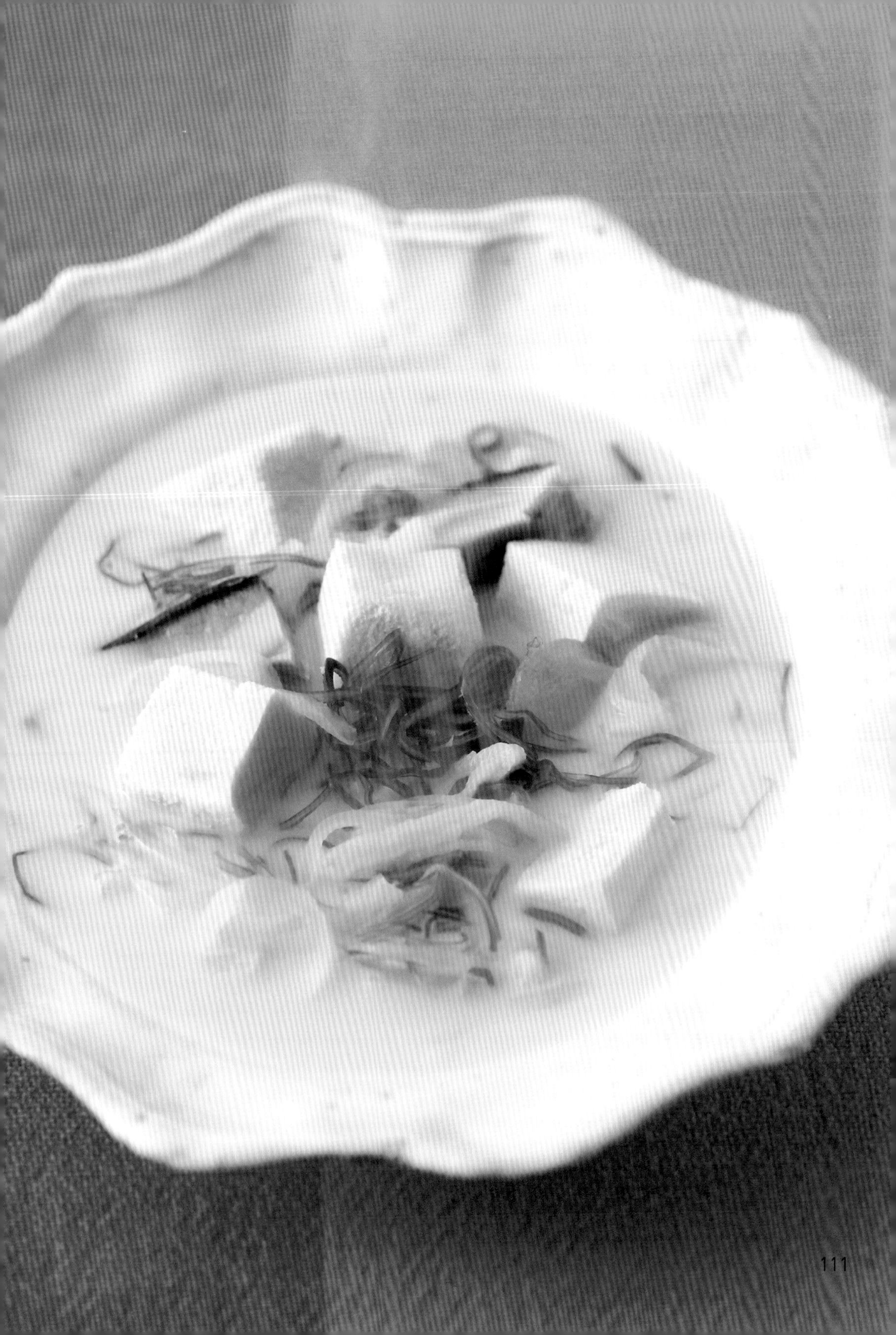

擊退體脂肪特製款

降血糖瘦肚湯湯底

黏稠食材富含黏液素，可以降低血糖值，充分補充容易缺乏的礦物質，瘦身力倍增，口感十足，使人大大滿足!

材料（四份）

秋葵	1包
滑菇	1包
裙帶菜根部（乾燥）	1袋
海帶芽（乾燥）	1大匙

＊冷藏保存五天

＊冷凍保存二週

滑菇
黏稠成分的黏液素
能抑制血糖上升
秋葵
果膠降低血糖的效
果備受矚目
海帶芽
內含延緩糖類吸收速
度的海藻酸
裙帶菜根部
獨特的黏性成分褐藻
醣膠可防止糖類吸收

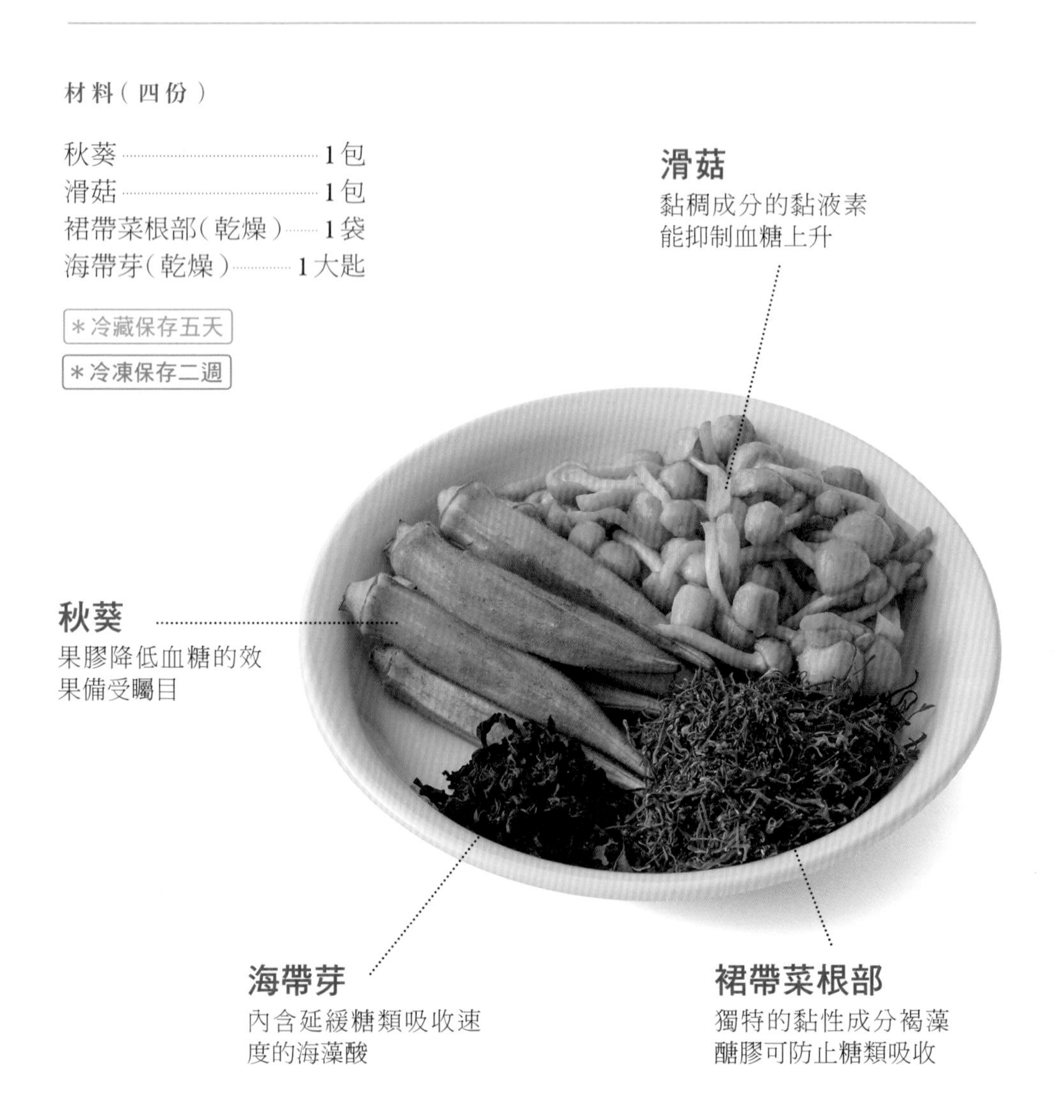

作法

1 將海帶芽和裙帶菜根部參閱外包裝標示泡發、秋葵充分洗淨，並切成小塊。

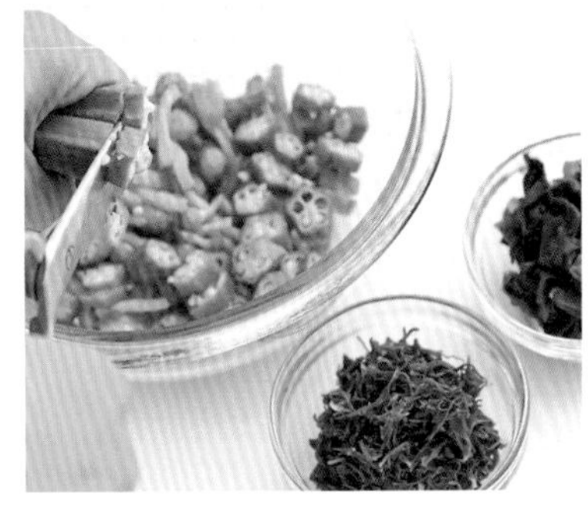

2 將滑菇和秋葵倒入耐熱容器中，輕輕包上保鮮膜後，以微波爐加熱二分鐘左右，再稍微放涼。

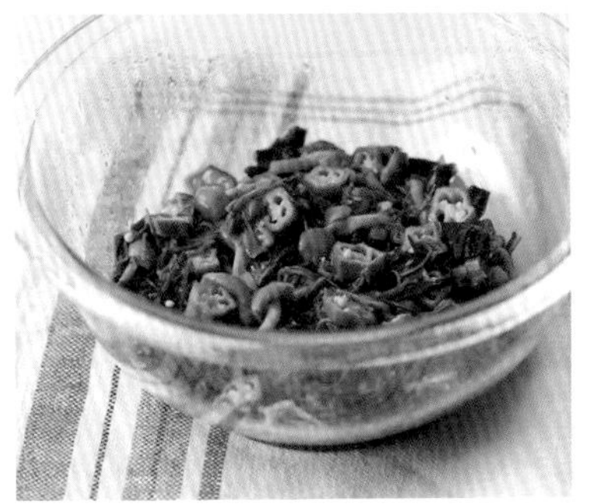

3 在步驟2的材料中加入步驟1的海帶芽和裙帶菜根部後攪拌均勻，再倒入保存容器中存放。

Blood Sugar

SOUP no.5

降血糖瘦肚湯

利用辛辣山葵提升代謝的黏滑健腸湯

材料（一碗）

- 乾貨排毒瘦肚湯湯底……1杯
- 昆布茶……1小匙
- 水……150ml
- 山葵醬……少許

作法

1. 將山葵醬以外的所有材料倒入耐熱容器中，輕輕包上保鮮膜後，先以微波爐加熱約二分三十秒，再攪拌均勻。
2. 在步驟1的材料中加入山葵醬。

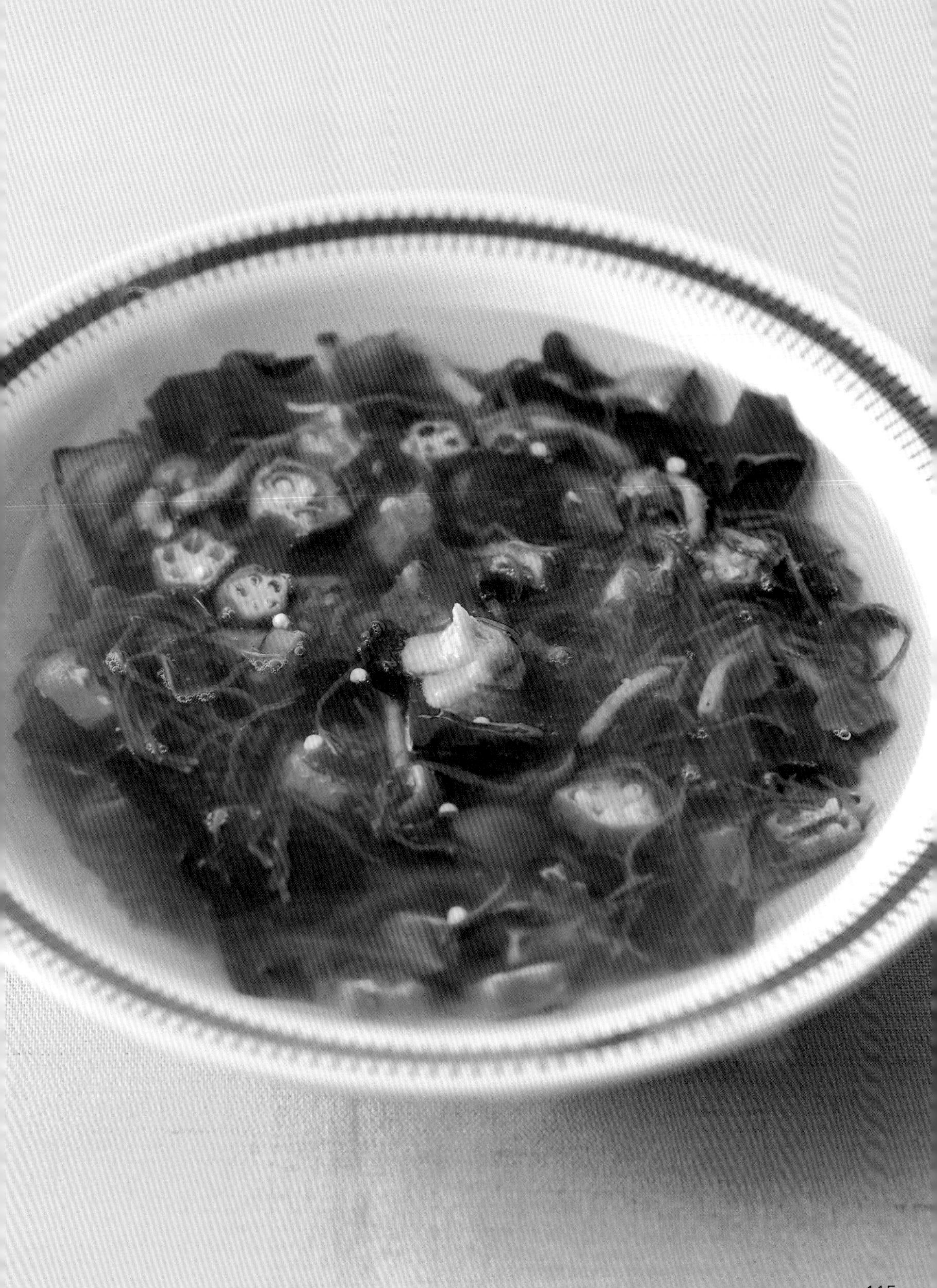

SOUP no.6

梅干昆布茶泡麵

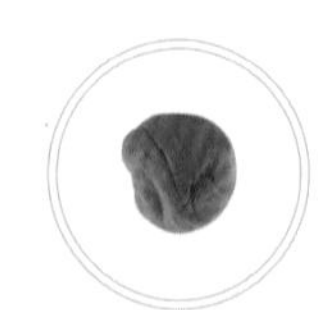

清澈血液，檸檬酸回復疲勞

材料（一碗）

- 乾貨排毒瘦肚湯湯底 …… 1杯
- 梅干 …… 1個
- A
  - 蒟蒻絲 …… 1/2包（60g）
  - 昆布茶 …… 1小匙
  - 熱水 …… 150ml

作法

將材料A倒入碗中充分拌勻，再加入降血糖瘦肚湯湯底和梅干。

Tips 不喜歡蒟蒻絲澀味的人，可以將蒟蒻絲平鋪在耐熱淺盤上，不包保鮮膜以微波爐加熱二分鐘左右。

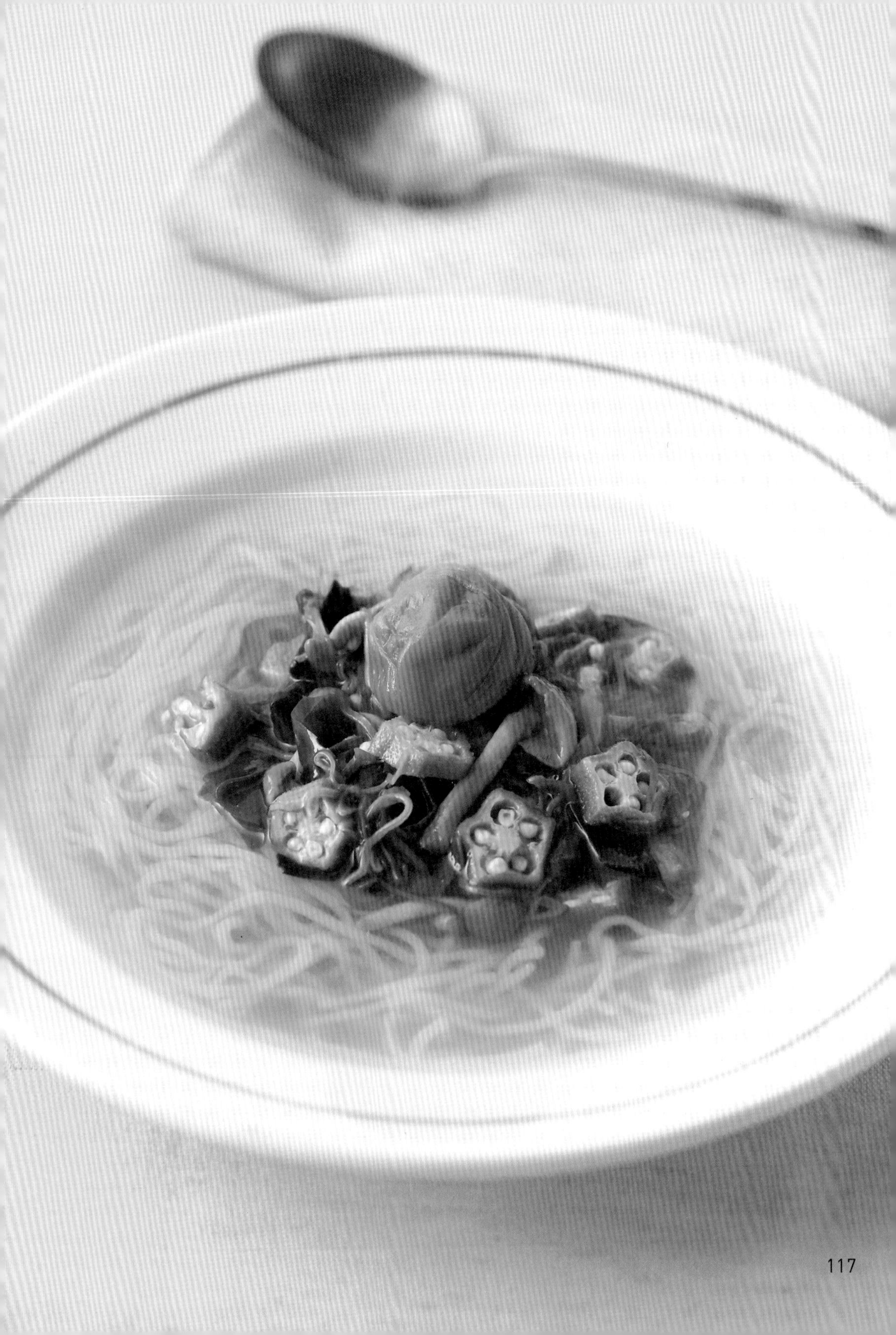

／專欄／
「瘦肚」秘技

不用忍！減肥中也能吃的點心

減肥期間忍住不吃可能會導致復胖
偶爾放鬆吃點甜食滿足口腹之欲，也可以避免過食

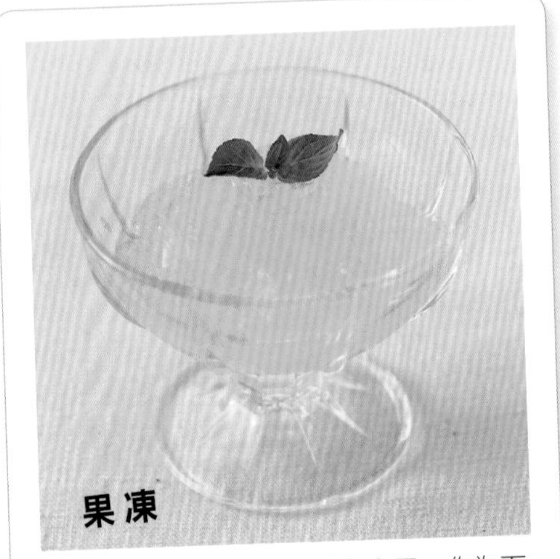

以寒天製成的果凍可以放心食用，作為下午的點心。

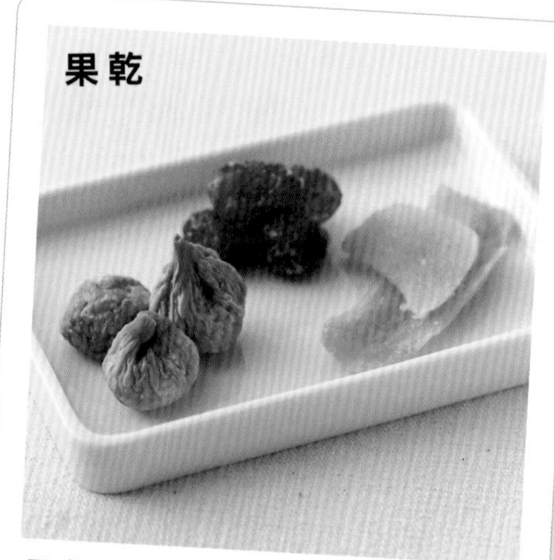

口感十足，且富含食物纖維，能抑制血糖飆升，但以二～三小塊為限。

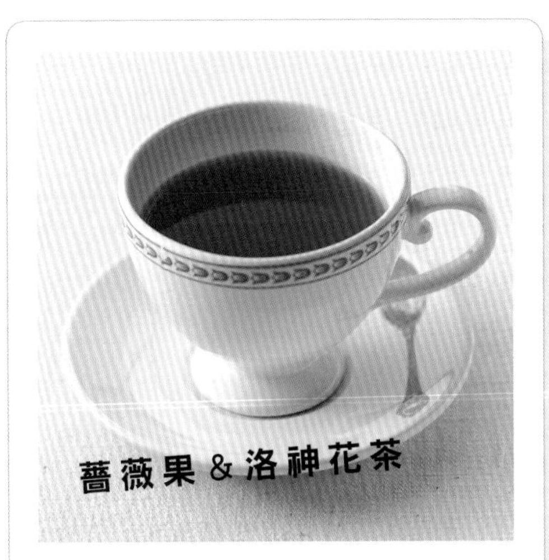

利用飽滿香氣放鬆身心，還包含了可抒解壓力的維生素C。

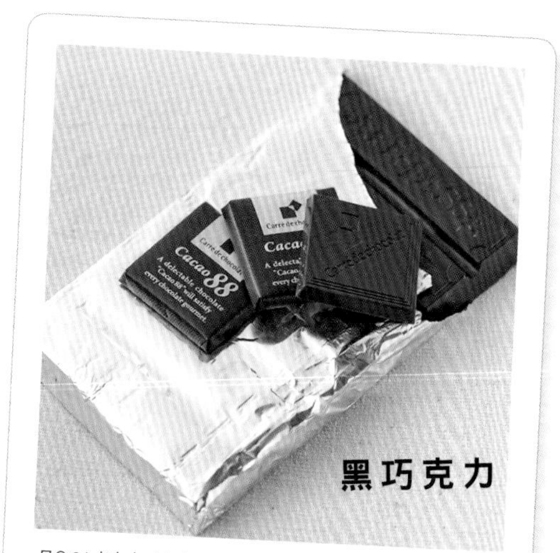

70％以上的無糖黑巧克力最多吃二～三小塊。

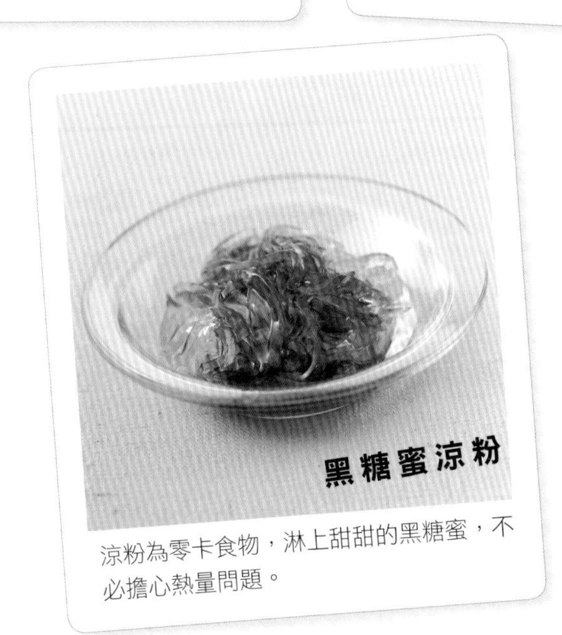

涼粉為零卡食物，淋上甜甜的黑糖蜜，不必擔心熱量問題。

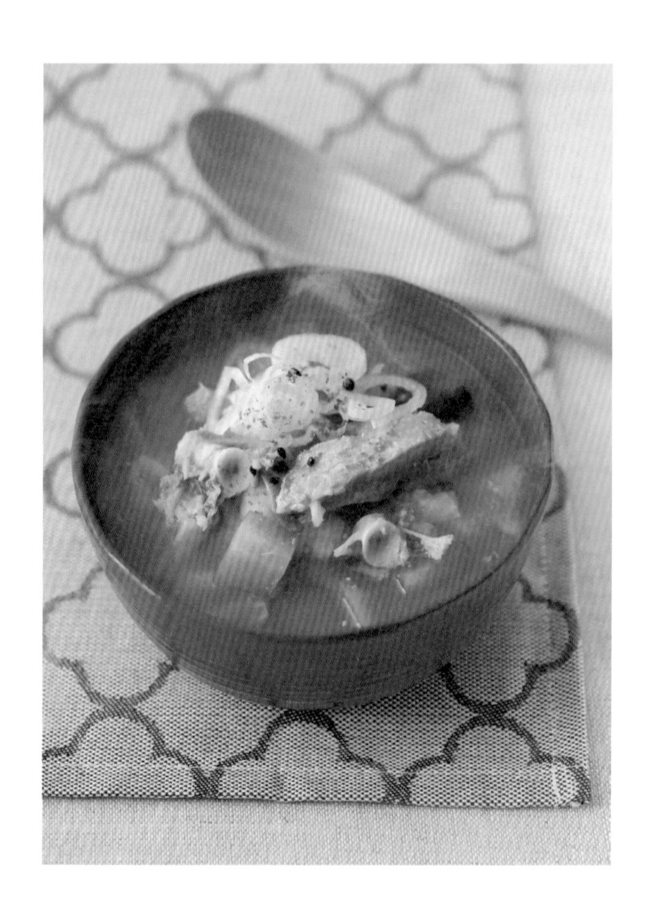

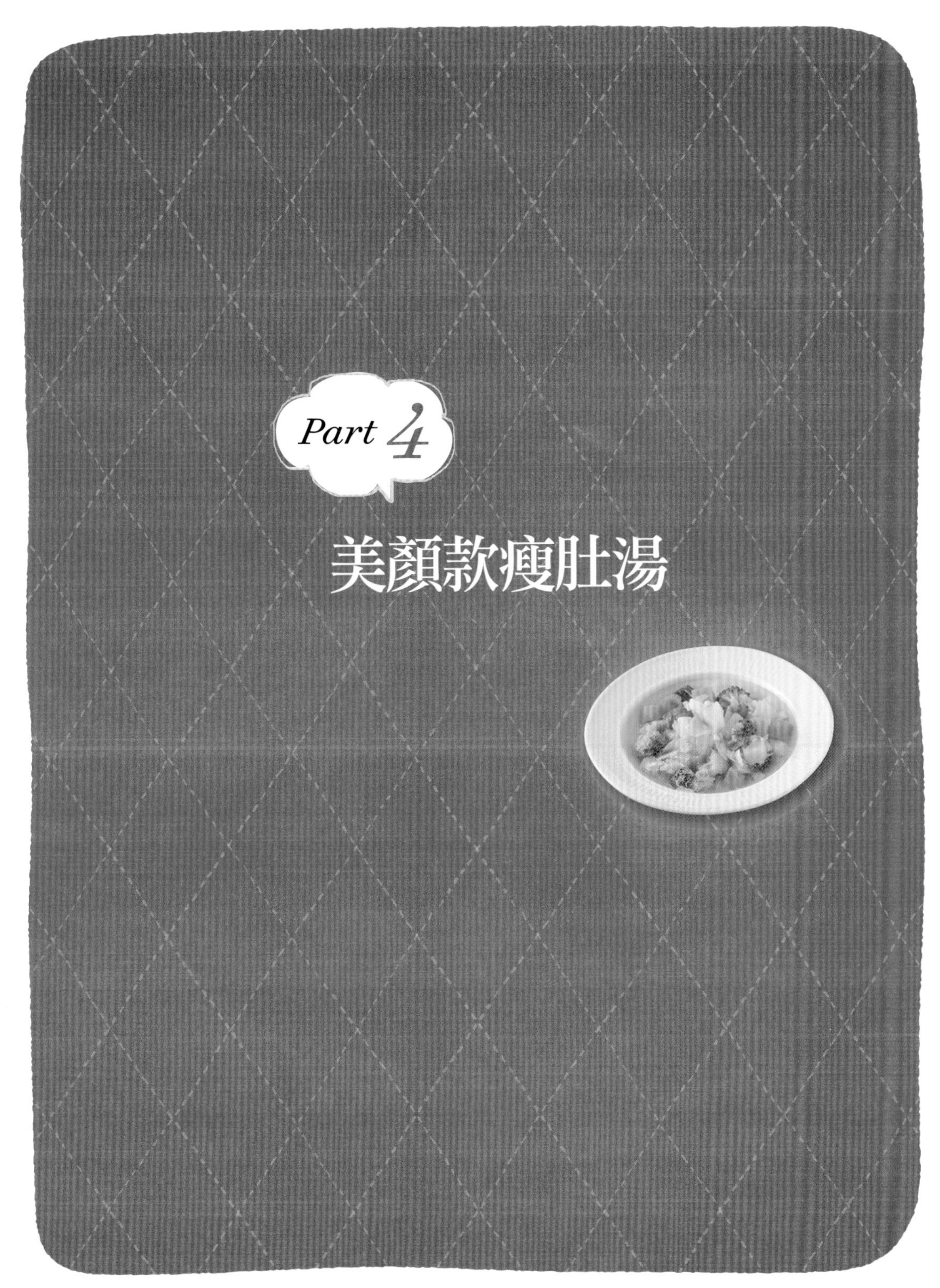

Part 4

美顏款瘦肚湯

早餐湯

適合一大早補給能量！

早晨醒腦瘦肚湯

利用超商食材，就簡單完成營養滿分瘦肚湯，內有胺基酸豐富的雞蛋，還有能提升代謝的醋。馬上來為大家介紹，有助於一早排泄，還能充分補給能量的早餐瘦肚湯。

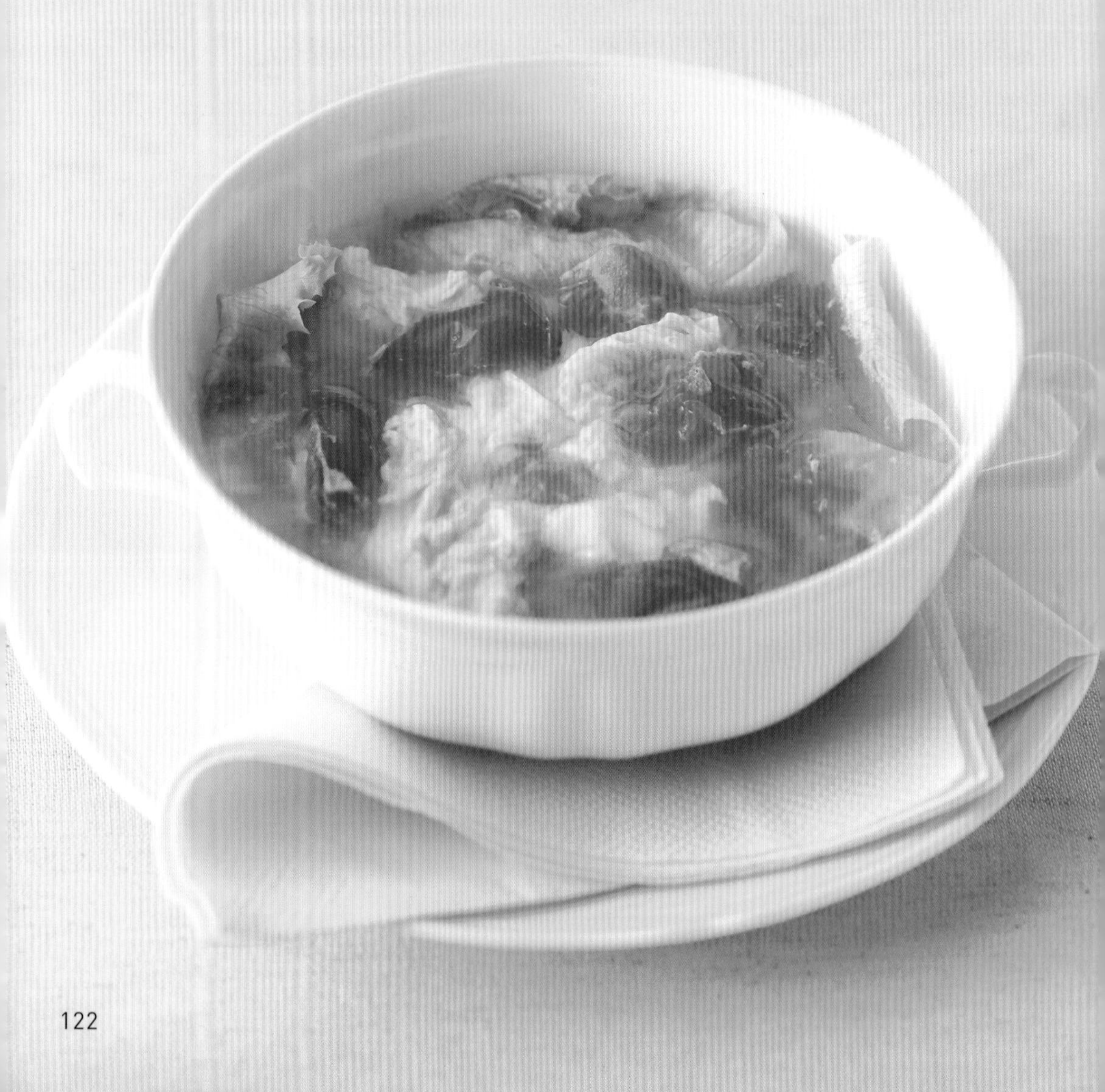

SOUP no.1

番茄萵苣蛋花湯

讓雞蛋和蔬菜營養滿分的維生素使你元氣十足

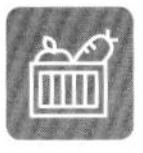

材料（一碗）

- 番茄（切成一口大小）……1/2個
- 萵苣（撕碎）……1片
- 雞蛋……1顆
- A
  - 蒜泥（軟管包裝亦可）……1/4小匙
  - 雞高湯粉……1小匙
  - 酒……1/2大匙
  - 水……150ml

作法

1. 將番茄、萵苣及材料A倒入耐熱容器中，輕輕包上保鮮膜後，以微波爐加熱三分鐘左右，再攪拌均勻。
2. 將雞蛋打散，小心地倒入步驟1的材料中，再次加熱三十秒左右。

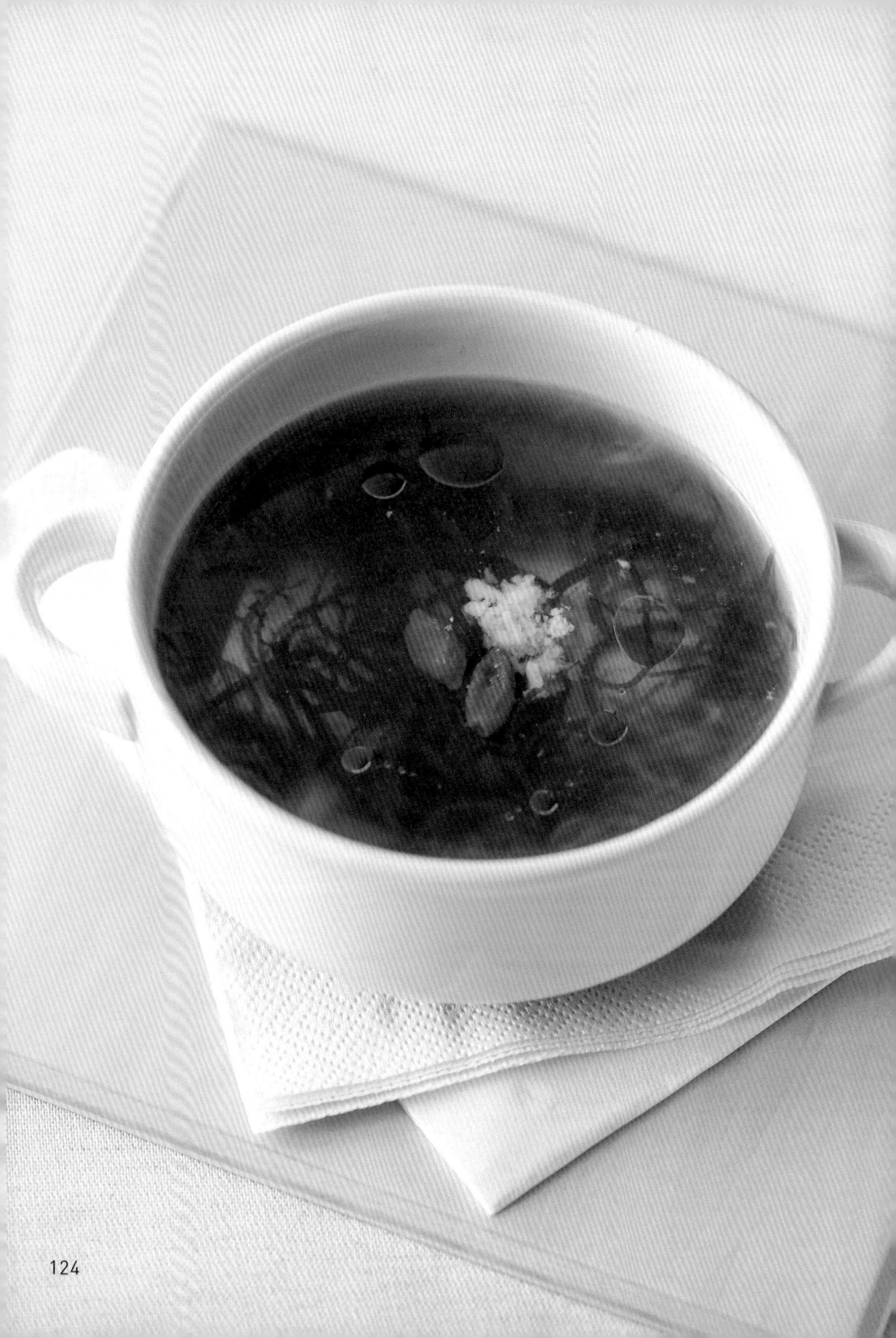

SOUP no.2

醋拌海蘊酸味湯

促進血液循環，調整腸道健康

材料（一碗）

- 醋拌海蘊* ……… 1包（80g）
- 豆腐 ……… 1/4塊（60g）
- 薑泥 ……… 1/2小匙
- 枸杞、辣油 ……… 各適量
- A
  - 雞高湯粉 ……… 1/2小匙
  - 醬油 ……… 1小匙
  - 水 ……… 150ml

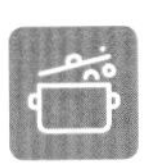

作法

將所有材料倒入耐熱容器中，輕輕包上保鮮膜後，以微波爐加熱約二分三十秒，再攪拌均勻。

＊ 海蘊是一種海藻，常以三杯醋來涼拌又稱為醋海苔。

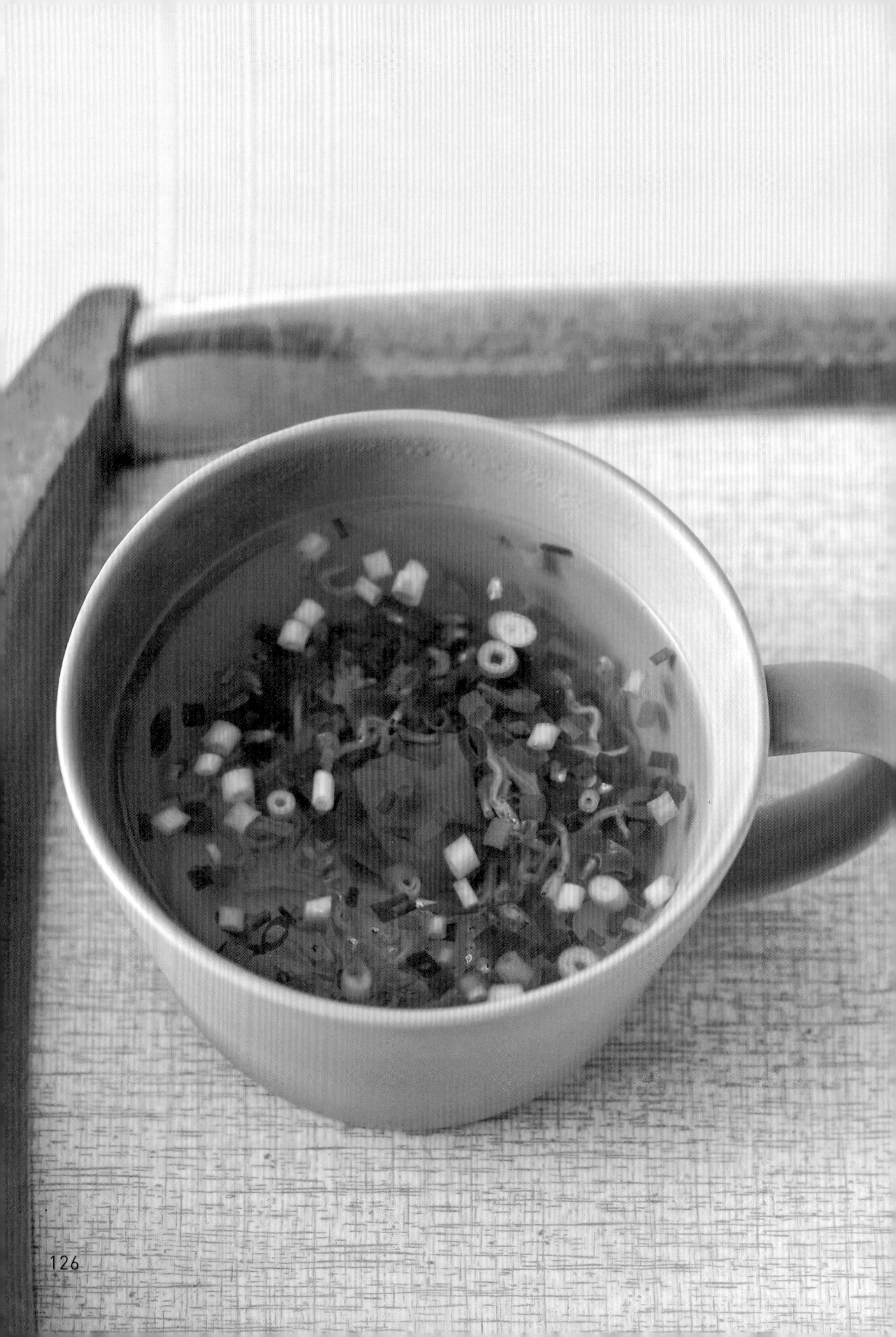

SOUP no.3

小魚乾青蔥梅干湯

靠鈣質強健骨骼

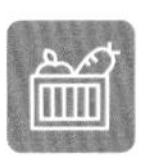

材料（一碗）

- 小魚乾……1大匙
- 青蔥（切碎）……1大匙
- 梅干……1個
- 酒……1/2小匙

作法

將所有材料倒入碗中，再注入150ml的熱水。

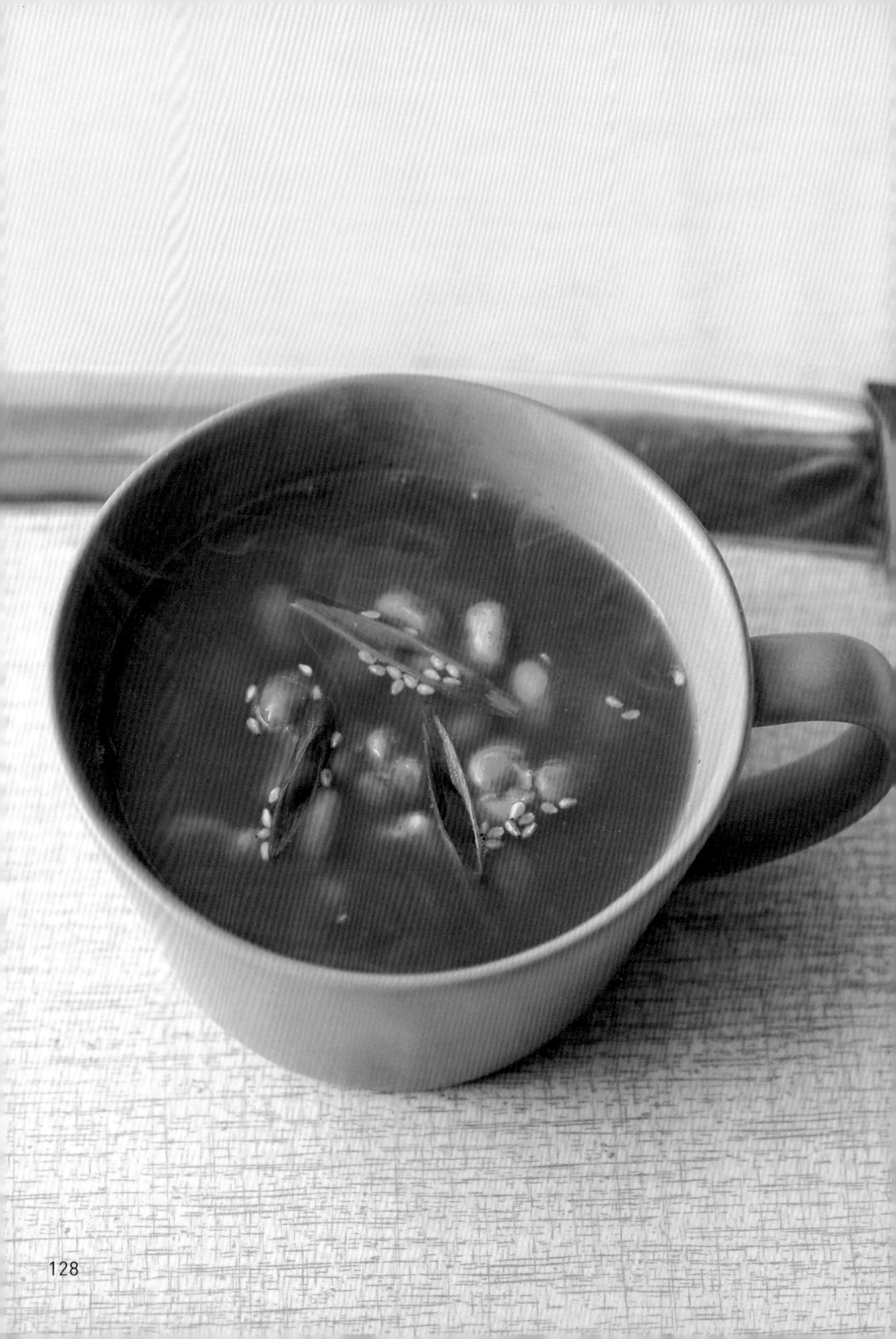

SOUP no.4

韓式納豆濃湯

攝取納豆激酶清澈血液，預防身體水腫

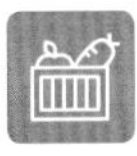

材料（一碗）

- 納豆 …… 1/2包
- 苦椒醬 …… 1/2小匙
- 和風高湯粉 …… 1/4小匙
- 青蔥 …… 少許（斜切）
- 炒熟白芝麻 …… 適量

作法

將所有材料倒入碗中，再注入150ml的熱水，並充分攪拌均勻。

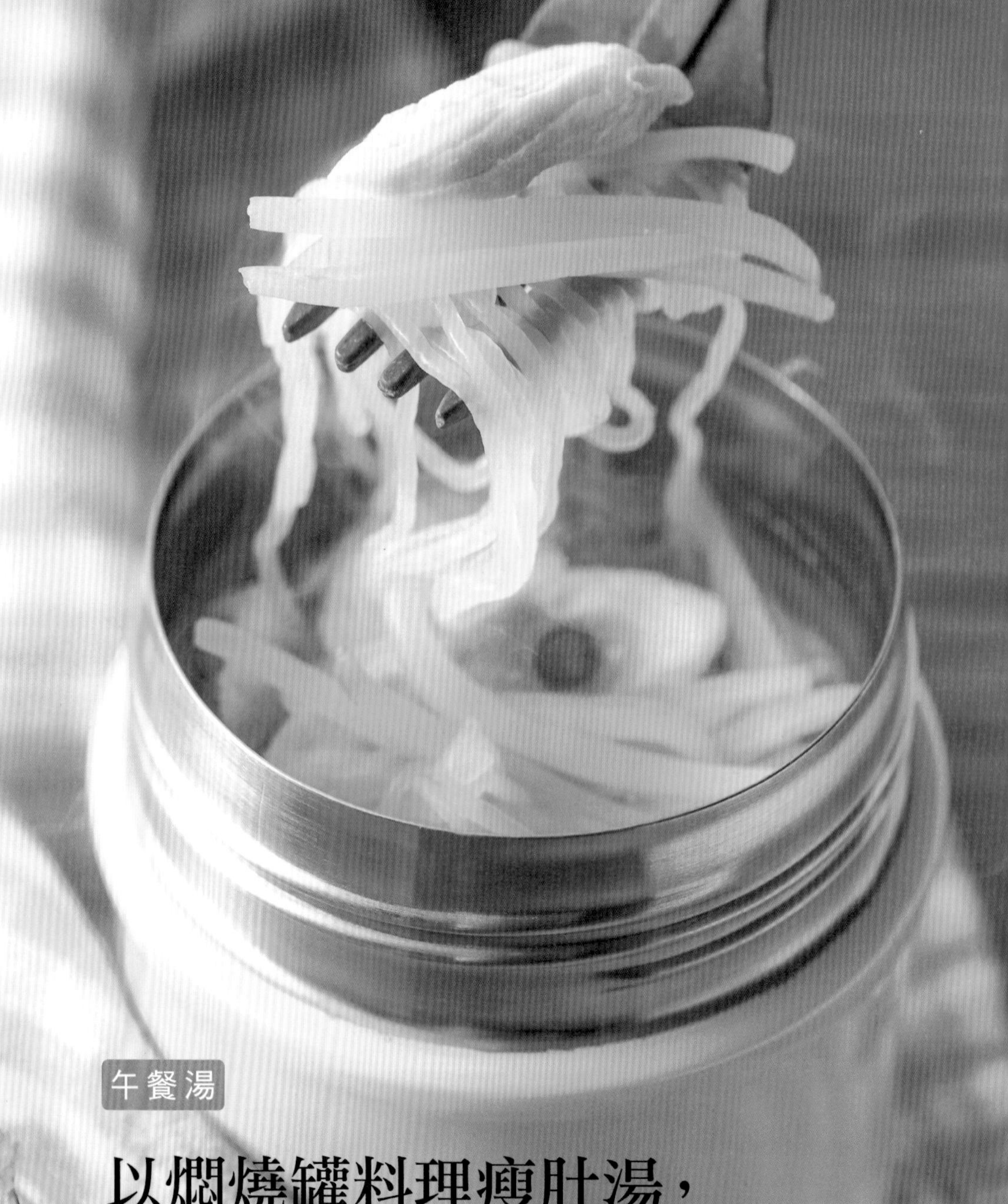

午餐湯

以燜燒罐料理瘦肚湯，提升代謝、振奮精神

午餐過食會導致發胖，親手料理熱湯打發午餐，瘦身效果更加顯著
一口喝下，整個人都暖了起來，精神大振，身心都愉悅

SOUP no.5

雞肉越南河粉湯

從體內溫熱起來，讓代謝變好

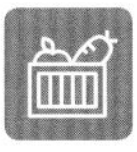

材料（適用350ml燜燒罐）

- 雞里肌……1條（50g）
- 蒟蒻絲……80g
- 豆芽菜……30g
- 香菜、萊姆（切成月牙狀）……各適量
- A
  - 魚露、雞高湯粉……各1/2小匙
  - 水……150ml

作法

1. 將蒟蒻絲平鋪在耐熱淺盤上，不包保鮮膜，以微波爐加熱二分鐘左右。
2. 將雞里肌、豆芽菜及材料A倒入耐熱容器中，輕輕包上保鮮膜後，以微波爐加熱二分鐘左右。
3. 將蒟蒻絲倒入燜燒罐中，再加入步驟2的材料，依個人喜好加入香菜，最後再擠入萊姆。

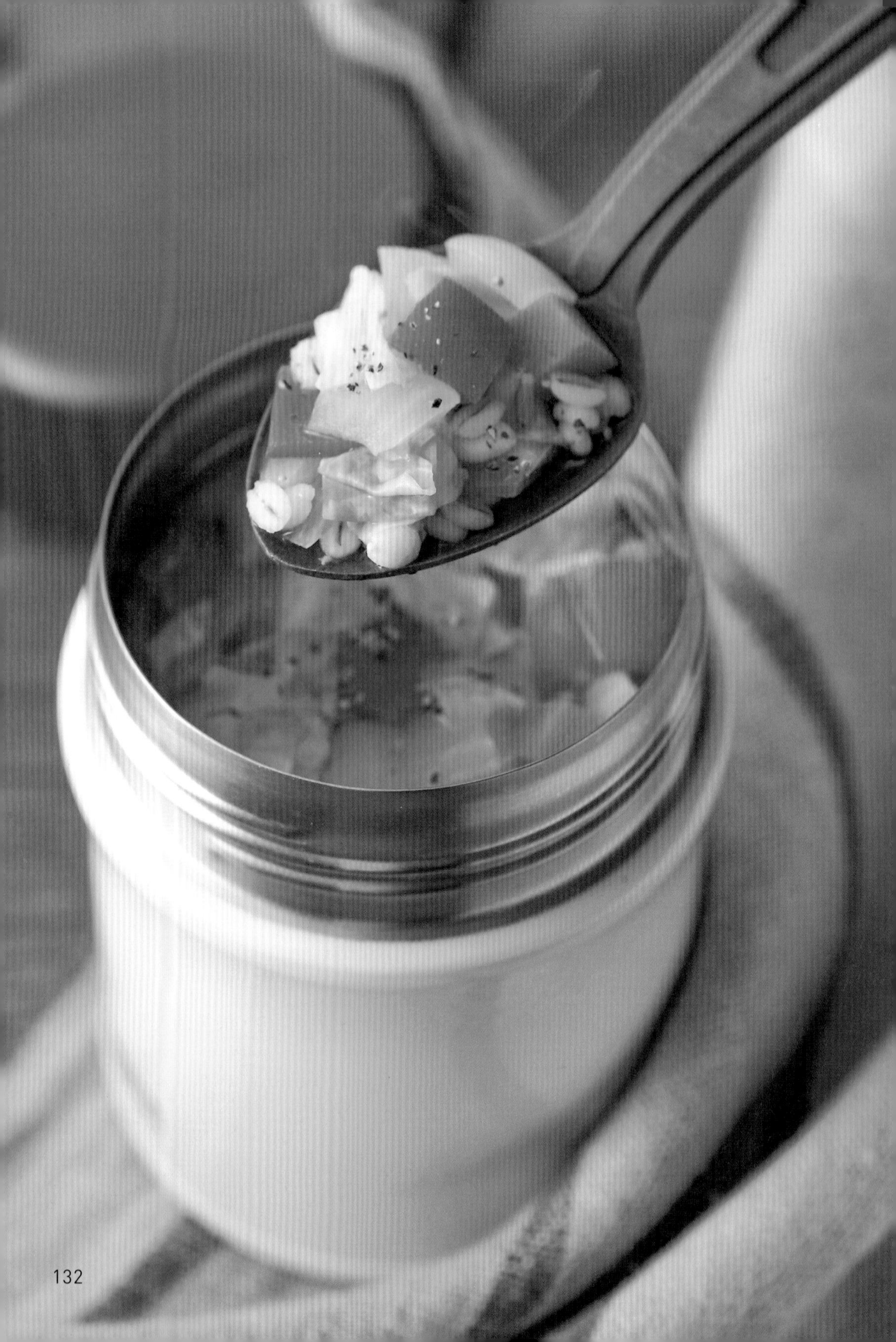

SOUP no.6

蔬菜丁柚子胡椒風味和風湯

五色蔬菜抗氧化成分可美化肌膚

材料（適用350ml燜燒罐）

- 個人喜好的蔬菜 …… 100g
  〔洋蔥 …… 1/4個（60g）
- 紅蘿蔔、紅椒、高麗菜、番茄 …… 各10g
- 柚子胡椒 …… 少許
- 黑胡椒 …… 適量
- A
  - 大麥 …… 1大匙
  - 水 …… 150ml
  - 白湯 …… 2小匙

作法

1. 將蔬菜和材料A倒入耐熱容器中，輕輕包上保鮮膜後，以微波爐加熱二分鐘左右。
2. 在步驟1的材料中加入柚子胡椒和黑胡椒攪拌均勻，最後倒入燜燒罐中。

＊燜燒罐的使用方法，請參閱商品説明書。

宵夜湯

肚子有點餓，注入熱水馬上享用！

不怕胖的瘦肚宵夜湯

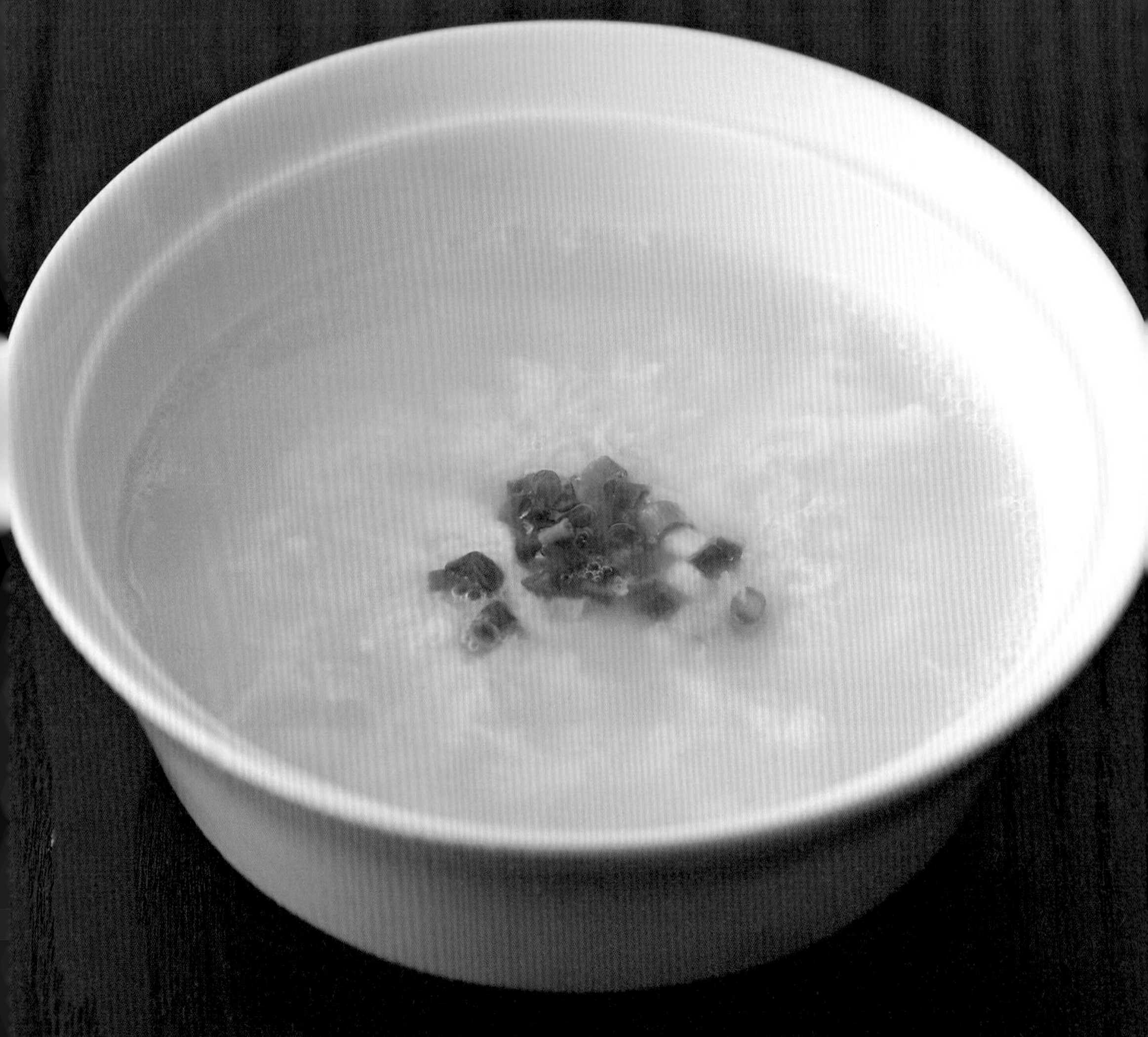

注入熱水攪拌一下就完成，半夜也能放心享用的簡單瘦肚湯
不造成腸胃負擔，大飽口福！
馬上為大家介紹具安眠效果的嚴選瘦肚湯。

SOUP no.7

速食蛋花湯

注入熱水即可！食用溫暖身體的雞蛋幫助入眠

材料（一碗）

- 蛋 …… 1顆
- 熱水 …… 300ml
- 青蔥（切碎）、豆腐 …… 適量
- A ┌ 雞湯粉 …… 1小匙
  └ 鹽、胡椒 …… 少許

作法

將蛋打入碗中後打成蛋液。加入材料A，然後一口氣注入滾燙熱水。最後加入青蔥和豆腐。

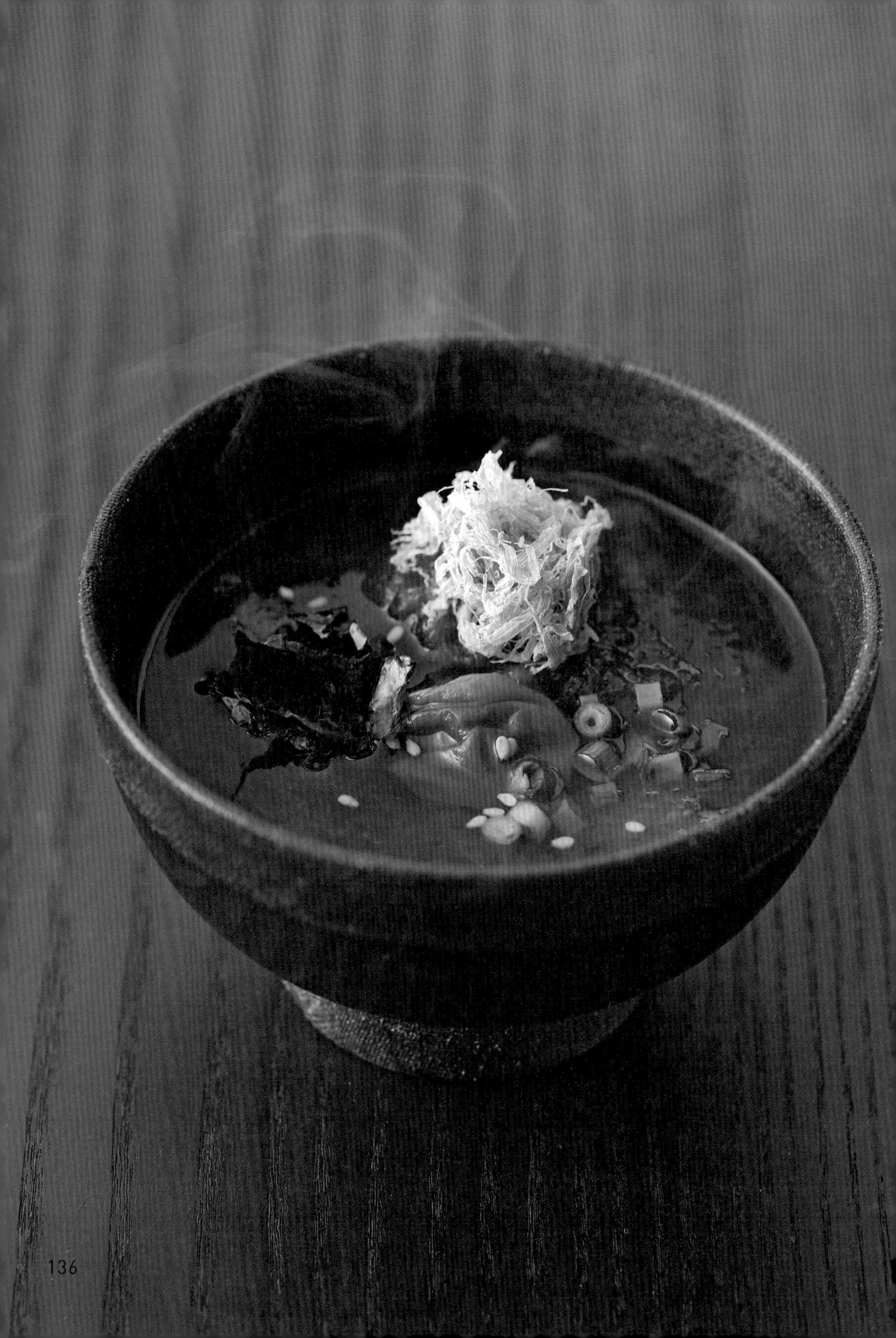

SOUP no.8

昆布細絲海苔碎片梅干湯

美味梅干入湯，檸檬酸可回復疲勞

材料（一盤）

- 昆布細絲 2小撮
- 烤海苔 1/4片
- 梅干 1個
- 熱水 150ml
- 麵味露（四倍濃縮） 1大匙
- 青蔥（切碎）、炒熟白芝麻 .... 各適量

作法

烤海苔撕碎，將所有材料倒入碗中，再注入熱水，最後將梅干壓碎，即可享用。

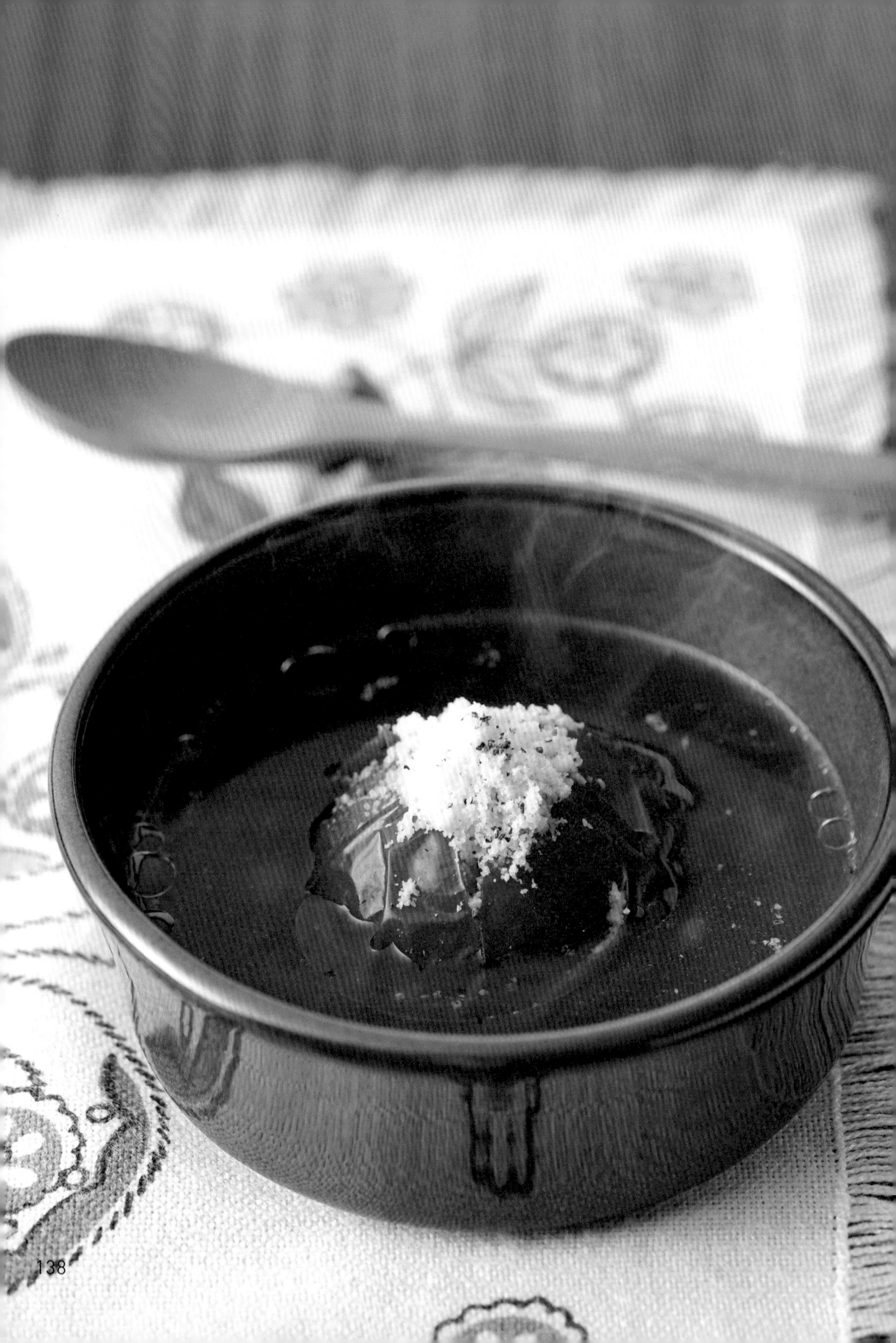

整顆番茄清湯

燃燒脂肪、預防肌膚老化

材料（一碗）

- 番茄 …… 1顆
- 起司粉 …… 1小匙
- 橄欖油、黑胡椒 …… 各適量
- A
  - 高湯粉 …… 1小匙
  - 水 …… 150ml

作法

1. 將番茄去蒂，在底部劃出十字刀痕。
2. 將步驟1的材料和材料A倒入耐熱容器中，輕輕包上保鮮膜後，以微波爐加熱三分鐘左右，再攪拌均勻。最後加入起司粉，依個人喜好加入橄欖油和黑胡椒。

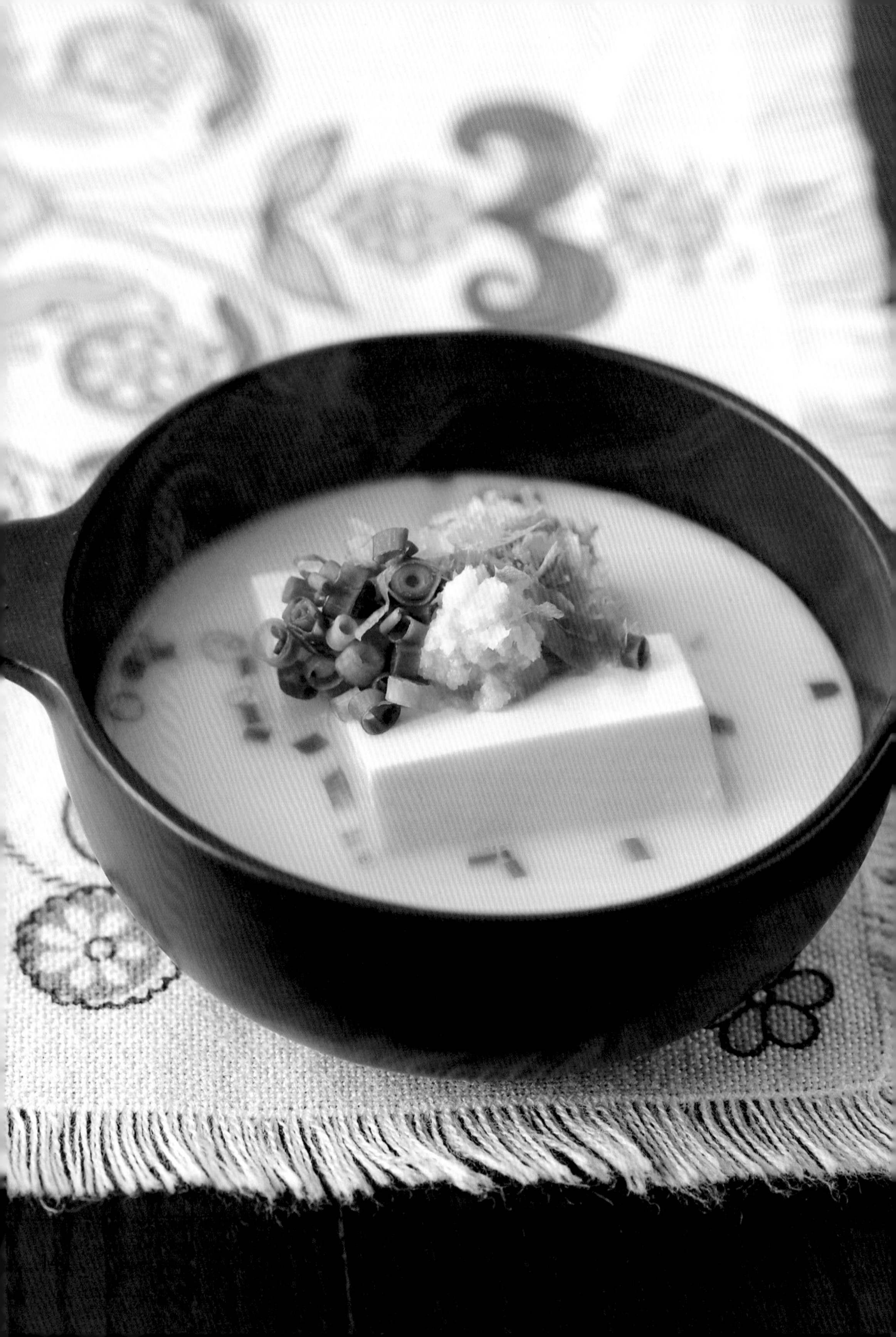

SOUP no.10

濃醇豆乳湯豆腐

大豆成分能抑制脂肪囤積

材料（一碗）

- 薑泥、青蔥（切碎）、柴魚片 ……… 各適量
- A
  - 豆腐（切半） ……… 1/3塊（80g）
  - 成分無調整的豆漿 ……… 100ml
  - 白湯 ……… 1小匙

作法

1. 將材料A倒入耐熱容器中，輕輕包上保鮮膜後，以微波爐加熱一分三十秒左右。
2. 依個人喜好加入薑泥、青蔥及柴魚片。

冷湯

忙碌的早晨或是累到不行，炎炎夏日也能輕鬆享用！

一秒上桌的瘦肚冷湯

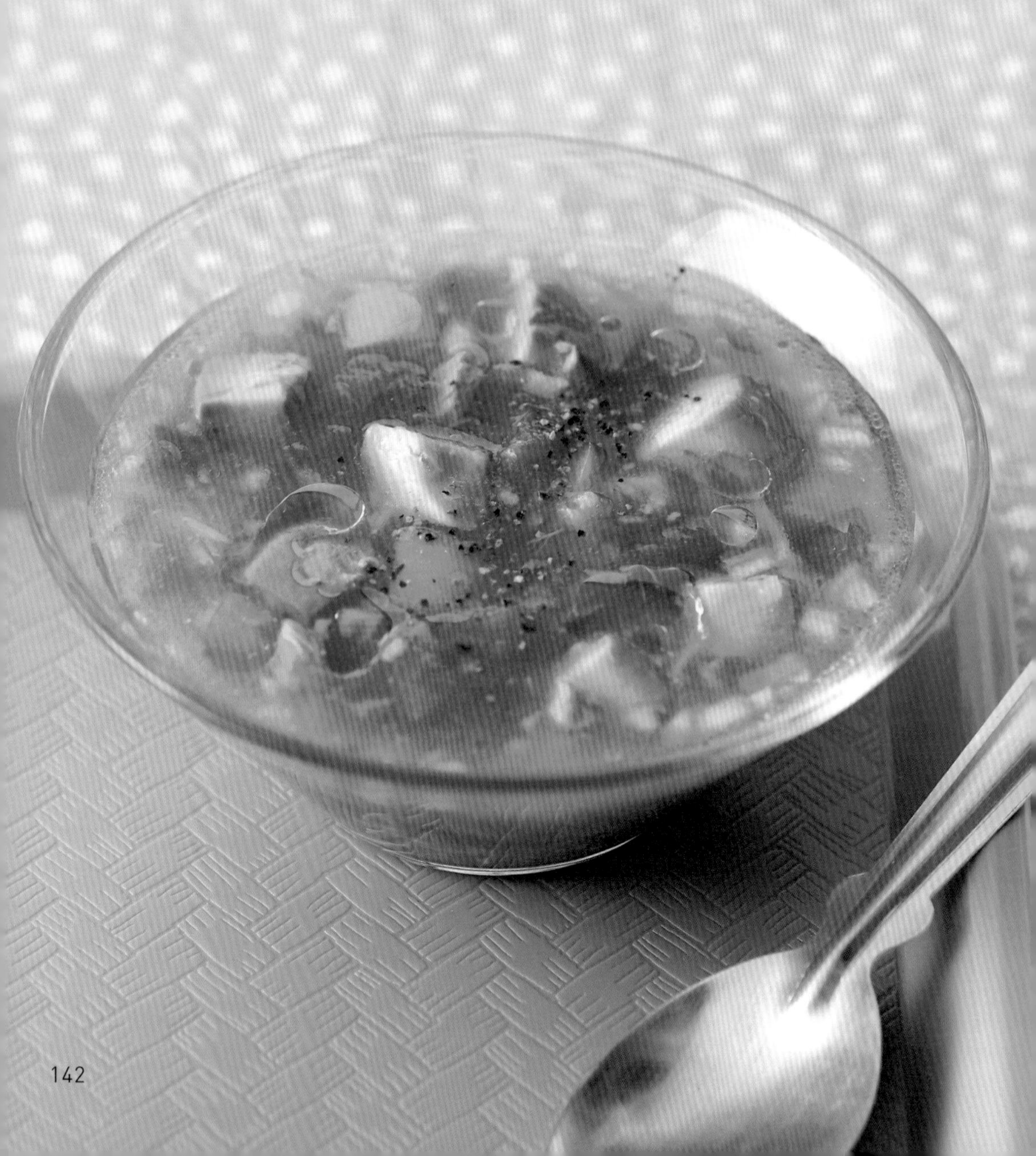

SOUP no.11

番茄泥寶石湯

番茄紅素的抗氧化作用美化肌膚

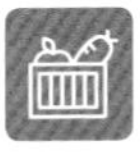

材料（一碗）

- 番茄 1顆
- 洋蔥 1/8顆
- 鮪魚罐頭 ...... 1/2罐（2大匙）
- 水 50ml
- A
  - 高湯粉 1/4小匙
  - 熱水 1大匙
- B
  - 酪梨、紅黃甜椒（切成1cm塊狀） 各20g
  - 橄欖油、鹽、黑胡椒 ...... 各適量

作法

1. 番茄用磨泥器磨成泥，洋蔥切碎後泡水，再將水分瀝乾。
2. 將材料A倒入碗中拌勻，接著加入步驟1的材料、鮪魚及水後輕輕攪拌，再加入材料B拌勻。

拌勻後微波加熱就完成，學會這道輕鬆又簡單的冷湯
不費吹灰之力補充瘦身營養，維持易瘦體質

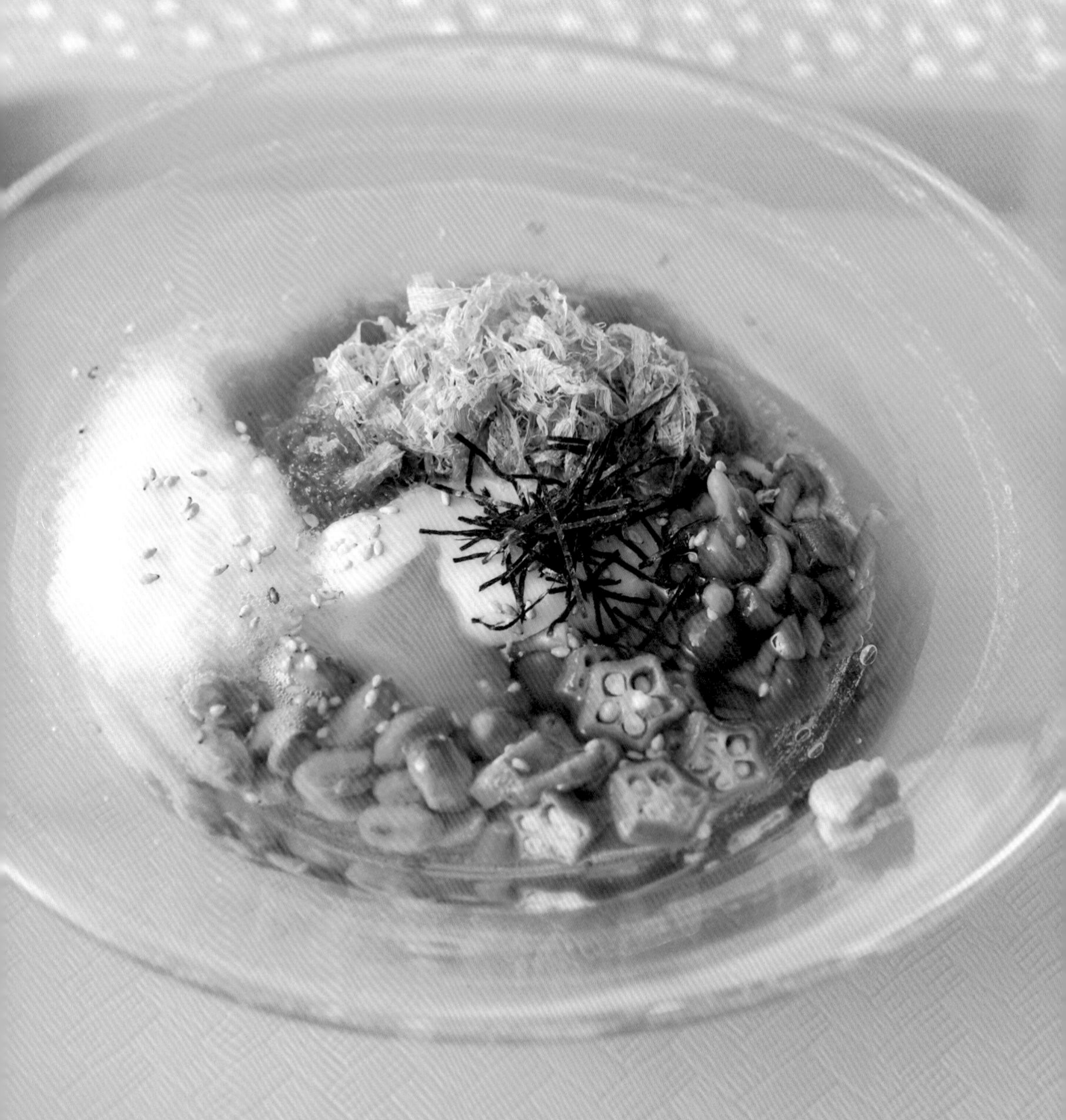

SOUP no.12

蔬菜溫泉蛋冷湯

營養均衡無可挑剔，預防感冒

材料（一碗）

- 秋葵（切成小塊）……1條
- 滑菇……1/2包
- 納豆……1/2包
- 山藥泥（市售產品）……30g
- 昆布細絲……1小撮（3g）
- 溫泉蛋（市售產品）……1顆
- 炒熟白芝麻、山葵醬、海苔絲……各適量
- A
  - 白湯……1小匙
  - 水……150ml

作法

1. 將秋葵和滑菇倒入耐熱容器中，輕輕包上保鮮膜後，以微波爐加熱一分鐘左右再放涼。
2. 將步驟1的材料和剩餘的材料盛入碗中，材料A拌勻後以繞圈方式淋上去，享用時再攪拌均勻。

／專欄／
「瘦肚」秘技

切一切再冷凍，
隨時都能熱來喝的
精選常備蔬菜湯

把隨時都能煮成湯來喝的冷凍食材，切一切後冷凍，煮湯時丟進鍋中即可。
蕈菇、蔬菜及青蔥類等食材只要加進去煮一煮，
就是一道營養滿分的瘦肚湯，有助提升新陳代謝。

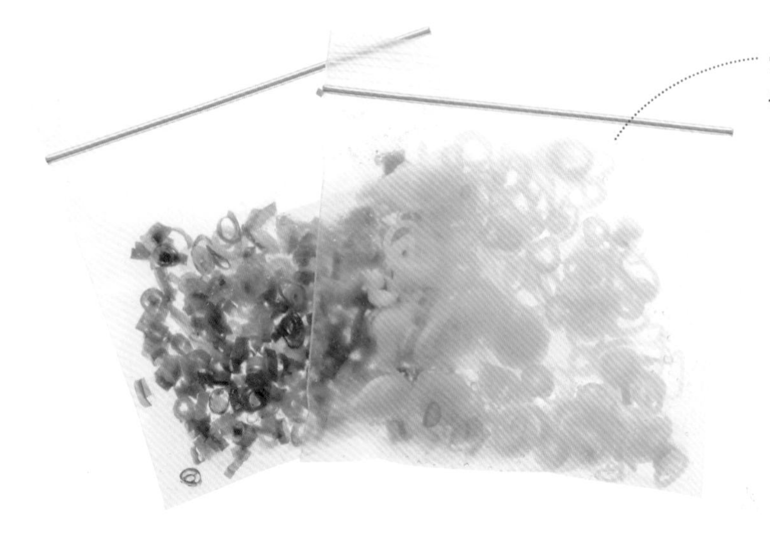

長蔥、青蔥1把

切成蔥花。

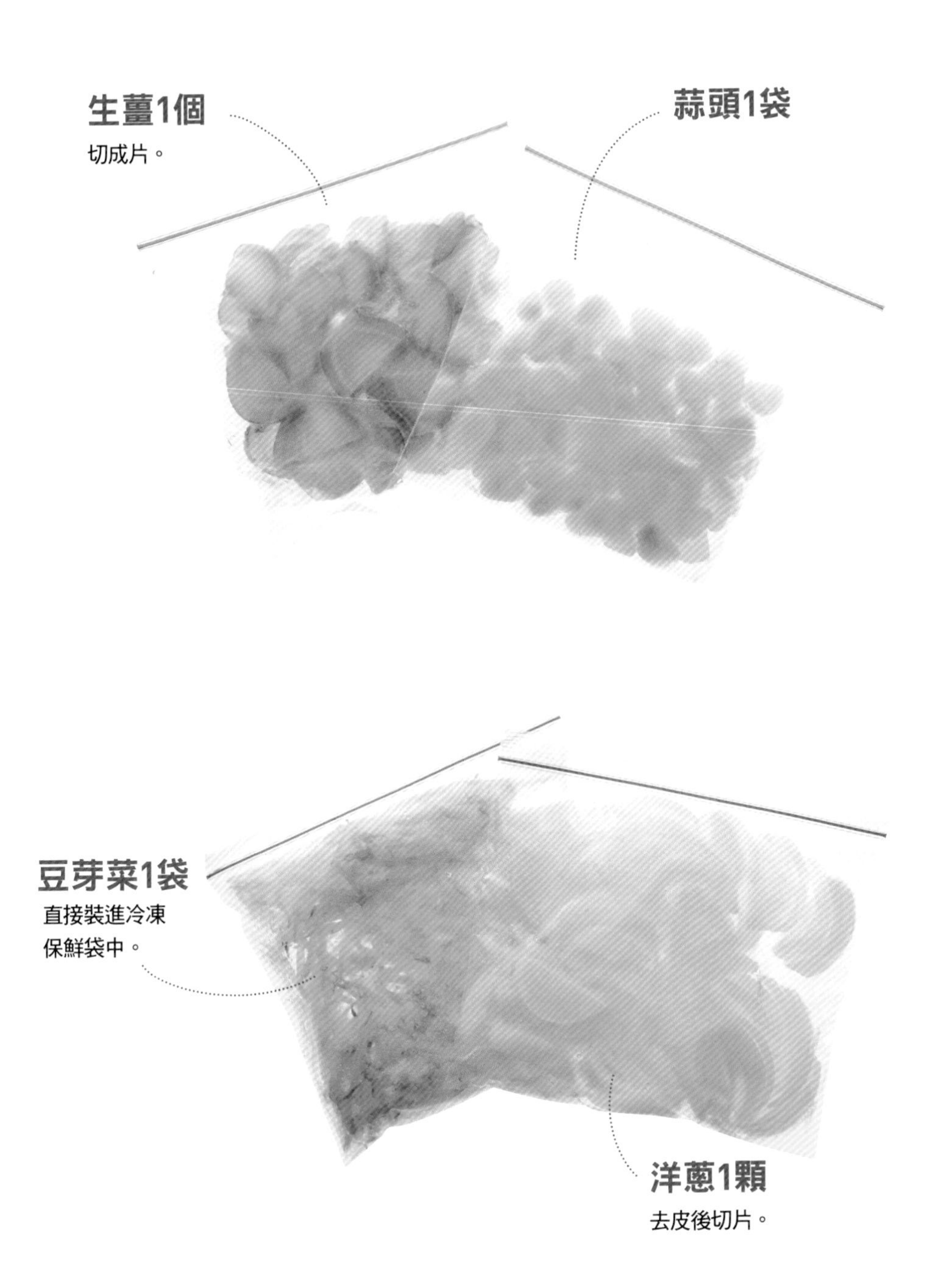
生薑1個
切成片。
蒜頭1袋
豆芽菜1袋
直接裝進冷凍
保鮮袋中。
洋蔥1顆
去皮後切片。

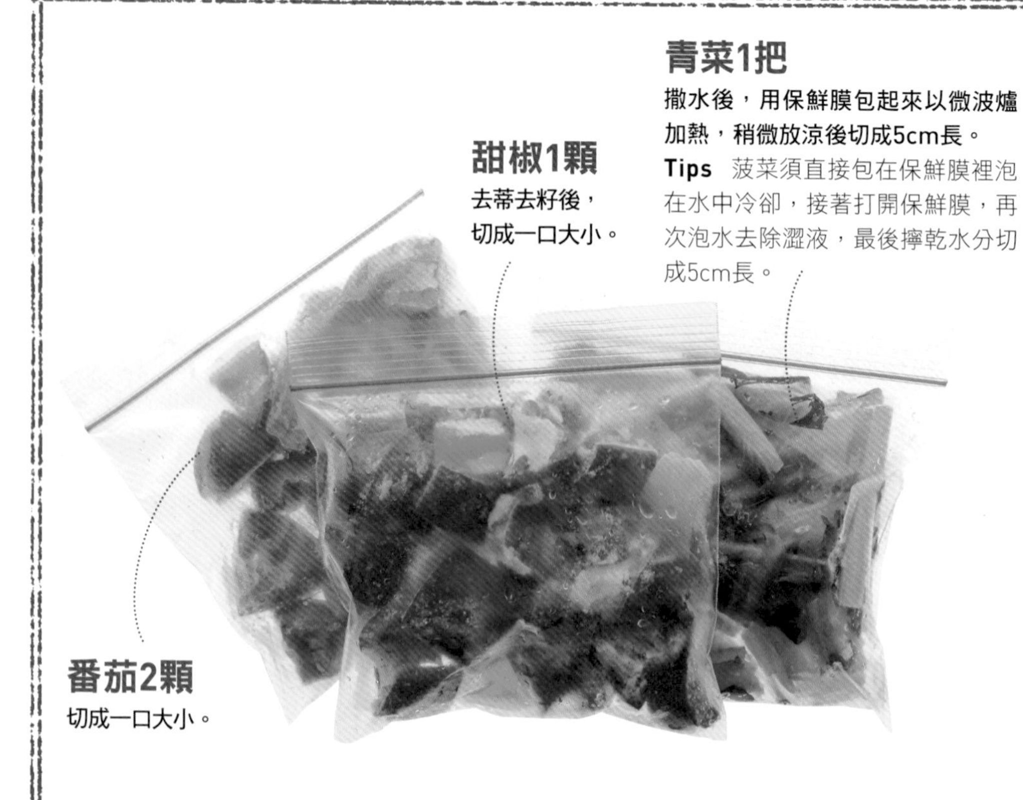

青菜1把

撒水後，用保鮮膜包起來以微波爐加熱，稍微放涼後切成5cm長。

Tips 菠菜須直接包在保鮮膜裡泡在水中冷卻，接著打開保鮮膜，再次泡水去除澀液，最後擰乾水分切成5cm長。

甜椒1顆

去蒂去籽後，切成一口大小。

番茄2顆

切成一口大小。

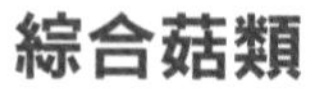

綜合菇類

自己喜歡的蕈菇類（鴻喜菇、金針菇、杏鮑菇）500g

撕開後切成一口大小。

冷凍食材

利用市售的冷凍食品，隨時都能輕鬆完成瘦肚湯

青花菜、酪梨、四季豆、菠菜

／專欄／
「瘦肚」秘技

不必挨餓，減重也能吃點心

忍住想吃東西的欲望，會讓人更想吃東西，
實在想大吃特吃的時候，可選擇具口感的食物，或是具抗壓效果的食材。

魷魚乾
低卡又口感十足。
還有助於平息育兒及工作中的火氣。

乳製品
（起司、優格）
富含鈣質的乳製品，最適合用來消除焦躁情緒。

柑橘類
（葡萄柚、柳橙、橘子）
補充容易因壓力而流失的維生素C，一個就能讓人大大滿足。

小魚乾（無鹽烘烤）
小魚乾含有豐富礦物質，容易缺乏的微量營養素都能從中攝取得到。

堅果類（無鹽烘烤）
富含維生素B群，有助於代謝醣類及脂質。

汽泡水
最適合用來消除空腹感及煩躁感，還能加些檸檬或萊姆增添香氣。

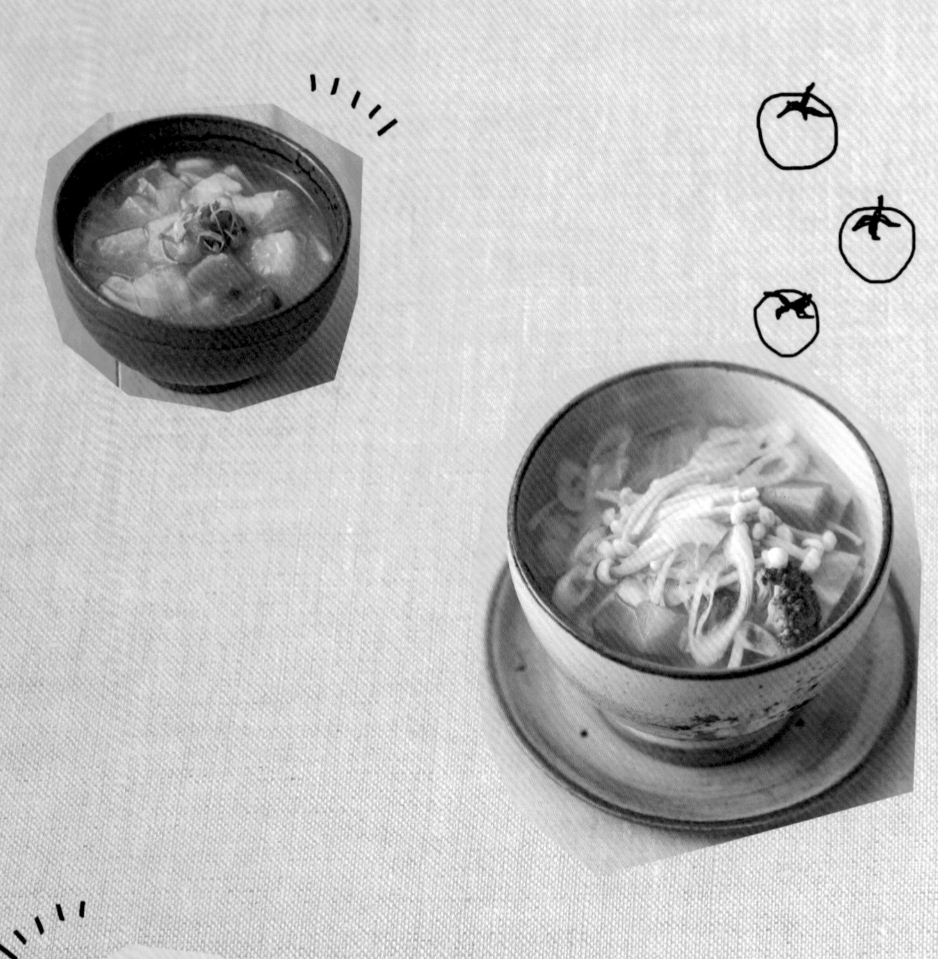
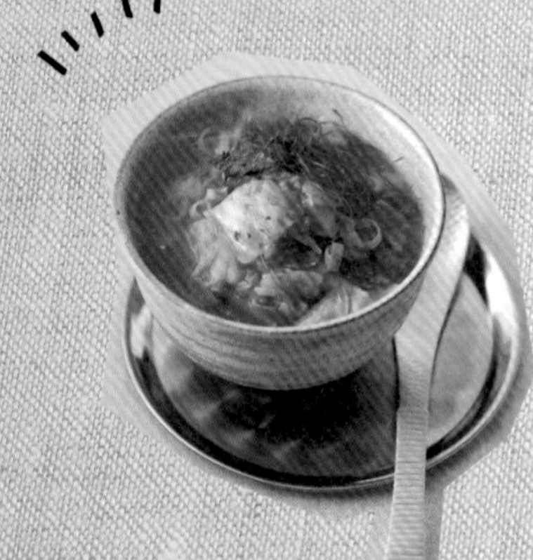

參考文獻

《最新有益身體健康的營養與食物事典》
監修：青野治朗、松尾美幸　編輯：主婦之友社（主婦之友社）

《完全圖解版食物營養事典－有效改善這類症狀及疾病的食品與其成分》
監修：中嶋洋子、蒲原聖可、阿部芳子　編輯：主婦之友社（主婦之友社）

《這種烹調方式會浪費掉九成營養！》
監修：東京慈惠會醫科大學附屬醫院營養部（世界文化社）

《最強抗癌蔬菜湯：世界抗癌藥研究權威傳授！一天兩碗，輕鬆預防癌症、有效改善慢性病！》
作者：前田浩（MakinoShuppan.）

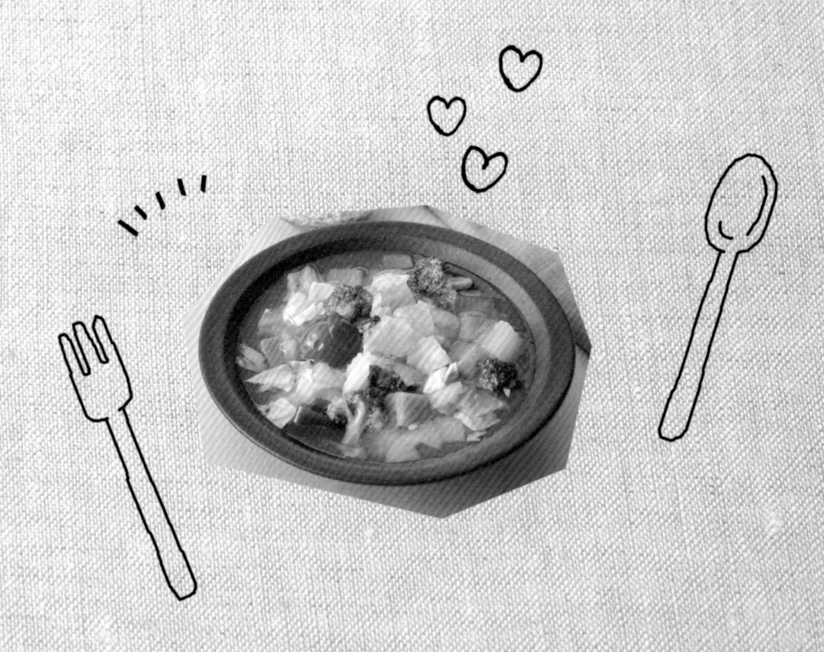

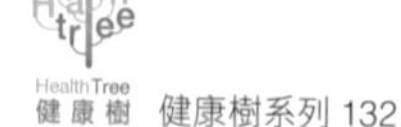

健康樹系列 132

晚餐改喝瘦肚湯，2週瘦3.6公斤

「腹ペタ」スープダイエット 作りおきで、かんたん！

作　者　藤井香江
譯　者　蔡麗蓉
總編輯　何玉美
主　編　紀欣怡
責任編輯　吳珈綾
封面設計　楊雅屏
內文排版　楊雅屏

出版發行　采實文化事業股份有限公司
行銷企劃　陳佩宜．黃于庭．馮羿勳．蔡雨庭
業務發行　張世明．林坤蓉．林踏欣．王貞玉
國際版權　王俐雯．林冠妤
印務採購　曾玉霞
會計行政　王雅蕙．李韶婉
法律顧問　第一國際法律事務所　余淑杏律師
電子信箱　acme@acmebook.com.tw
采實官網　www.acmebook.com.tw
采實臉書　www.facebook.com/acmebook01

ISBN　978-986-507-072-4
定　價　330元
初版一刷　2020年1月
劃撥帳號　50148859
劃撥戶名　采實文化事業股份有限公司
104台北市中山區南京東路二段95號9樓
電話：(02)2511-9798　傳真：(02)2571-3298

國家圖書館出版品預行編目資料

晚餐改喝瘦肚湯,2週瘦3.6公斤 / 藤井香江著 ; 蔡麗蓉譯 . -- 初版 . -- 臺北市 : 采實文化 , 2020.01
面； 公分 . -- (健康樹系列 ; 132)
譯自 :「腹ペタ」スープダイエット 作りおきで、かんたん！
ISBN 978-986-507-072-4(平裝)

1. 減重 2. 食譜 3. 湯

411.94　108020505

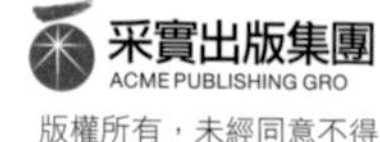